실버 치매예방을 위한

어르신
인지능력 향상의 길잡이

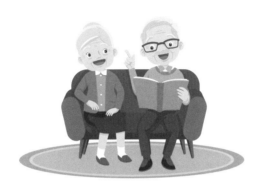

구성 | 치매예방교육회

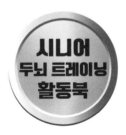

시니어
두뇌 트레이닝
활동북

이가출판사

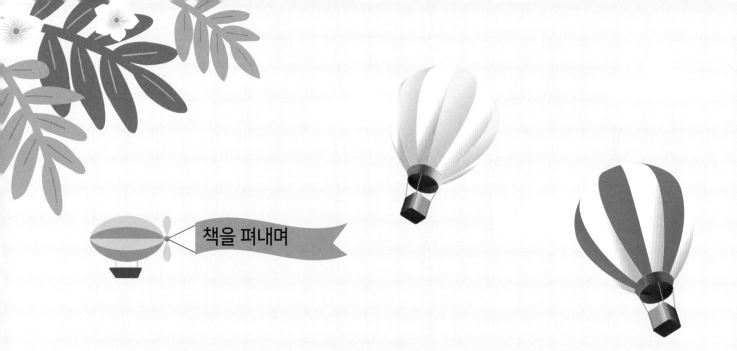

우리나라 고령인구는 900만 명으로 전체 인구의 17.5%이며, 홀로 지내는 노인 가구는 전체의 34%라고 합니다. 홀로 지내는 어르신들이 하루를 계획하고 즐겁게 노년을 보내셨으면 하는 바람이지만 현실은 대부분이 그렇지 못합니다. 연구 발표에 의하면 노인인구의 21%가 우울증을 겪고 있다고 합니다.

노인의 우울 증상은 삶의 질이 저하되는 것은 물론이고 나아가서는 인지기능의 장애와 치매로까지 진행될 수 있습니다. 인지기능이 저하되더라도 초기 단계에서는 세심하게 관찰하지 않으면 드러나지 않기 때문에 본인은 물론이고 가족도 알지 못하는 경우가 많습니다.

존스홉킨스의대 피터 V. 라빈스 교수는 인지기능에 장애가 발생하고 치매로 발전하게 되면 회복하기 어렵지만 뇌 훈련을 통해 인지기능의 장애를 극복하고 치매의 발병도 늦출 수 있다고 합니다. 또한 예방 차원에서 일주일에 3번 이상 운동하기, 건강 식단으로 식사하기, 일상에서 누구나 쉽게 할 수 있는 간단한 노력이 매우 필요하다고 합니다. 인지능력은 지식이 아닌 지각능력과 의사결정능력 등을 포함하는 것으로 일상에서 매 순간 활용됩니다. 그래서 더욱 관리와 노력이 필요합니다.

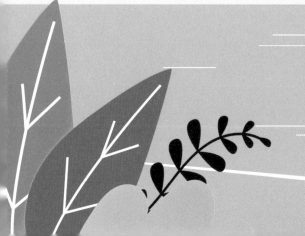

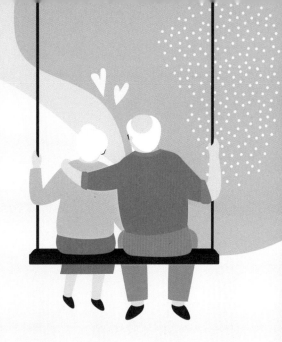

　치매예방교육회에서는 일상에서 누구나 할 수 있는 간단한 노력의 필요성에 도움이 되고자 뇌를 훈련하는 《어르신 인지능력 향상의 길잡이》를 출간하였습니다. 인지능력이 저하된 분들이나 그 예방적 목적으로 누구나 쉽게 접근할 수 있도록 인지치료에 필요한 자료들을 체계적으로 한 권에 담았습니다.

　이 책은 기억력, 집중력, 시지각능력, 공간지각능력, 언어능력, 계산능력, 문제해결능력, 실행능력 등 좌뇌와 우뇌를 모두 자극하여 인지능력을 향상할 수 있도록 균형 있게 다양한 문제들로 구성하였습니다. 활동의 난이도는 별점으로 표시하여 낮은 활동부터 점차 자연스럽게 어려운 단계에 이를 수 있도록 하였습니다.

　60세 이상의 기억력 저하를 걱정하는 분이나 인지능력 저하를 느끼시는 분이라면 매일 한두 페이지씩 꾸준히 문제를 풀어보실 것을 권합니다. 문제를 해결했다는 만족과 자신감은 여러분을 치매에 대한 막연한 불안감에서 벗어나게 할 것입니다. 또한 보건소나 어르신 보호센터 등에서 교육자료로 활용하기 매우 적합합니다. 어르신의 행복하고 건강한 노년 생활을 기원합니다.

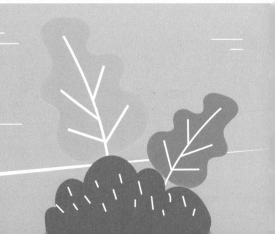

차례

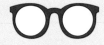

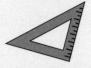

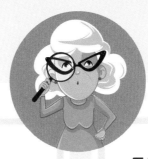

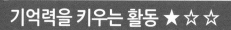

자기 소개하기

나에 관한 질문이에요.
나의 이름은 무엇이며, 생일은 언제인지 써보세요.

이름은?

나이는?

성별은?

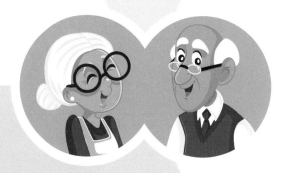

생일은?

전화번호는?

사는 곳(주소)은?

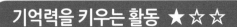

내가 좋아하는 것

내가 좋아하는 것에 대해 생각해 볼까요?

가장 소중한 것은?

좋아하는 노래는?

좋아하는 계절은?

좋아하는 음식은?

자랑거리는?

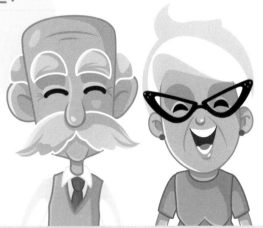

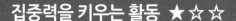

집중력을 키우는 활동 ★☆☆

꿀벌 집 찾아가기

꿀벌이 꿀단지를 모두 가지고 집에 가야 해요.
어떤 길로 가야 할까요? 천천히 길을 찾아 선으로 연결해보세요.

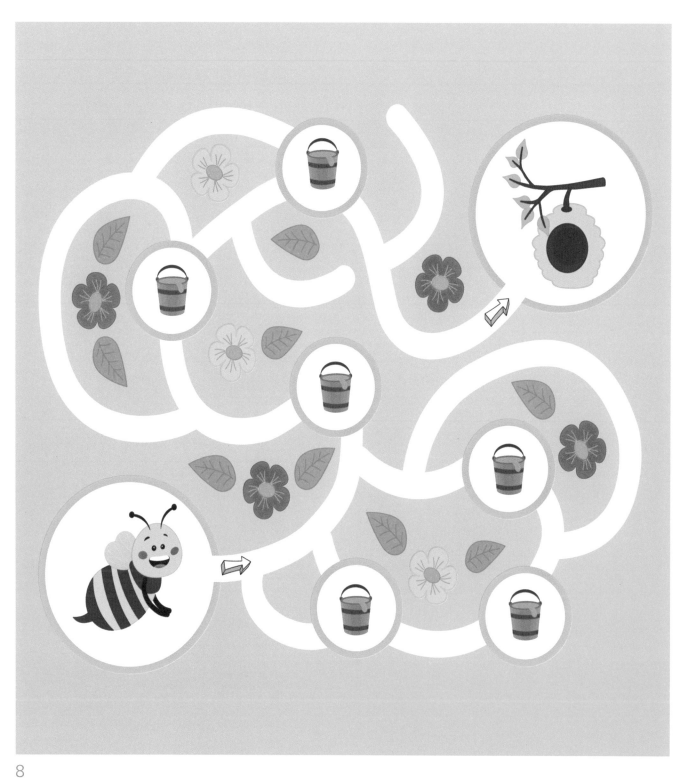

전체와 부분 알기

동그라미, 세모, 네모, 마름모꼴 등의 도형이 있어요.
전체의 모습을 보고 어떤 도형으로 이루어졌는지 표시해 주세요.

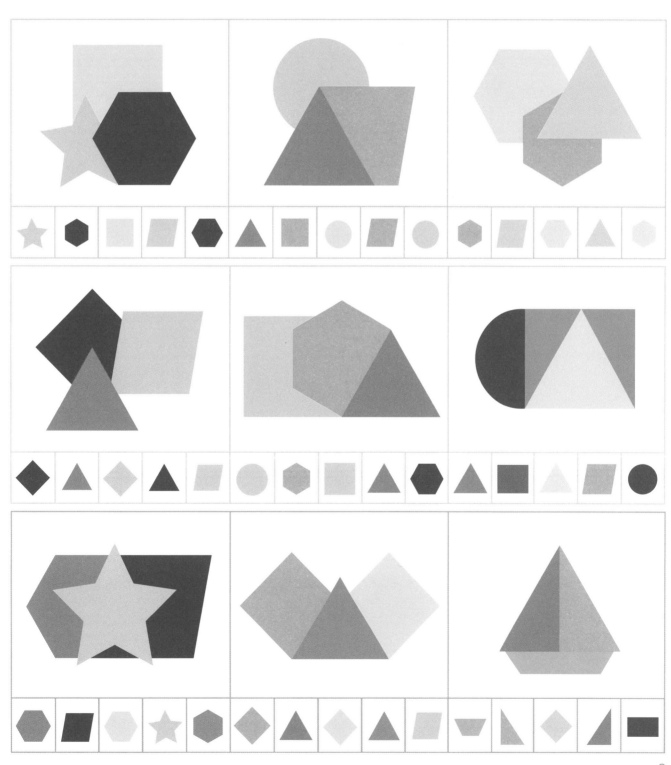

같은 집 찾기

마을에 예쁜 집이 여러 채 있어요.
보기와 같은 집을 찾아 표시해 주세요.

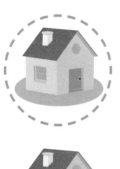 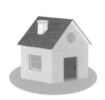 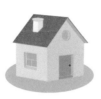 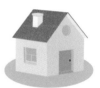

 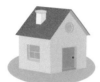 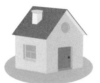

   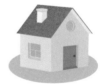 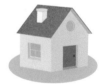

 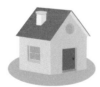 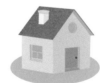 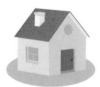

 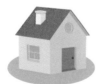 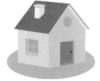 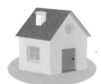

  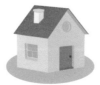 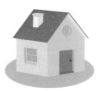

컵 개수 세기

알록달록 예쁜 컵이 있어요.
똑같은 컵을 찾아 그 개수를 더해서 써주세요.

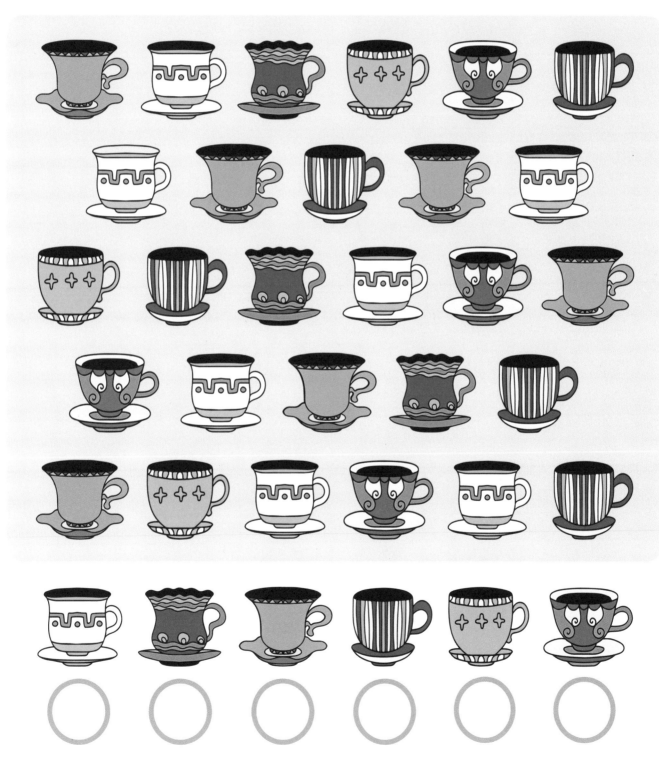

11

왼쪽 오른쪽 구분하기

노란 새끼오리가 있어요. 왼쪽을 바라보고 있는 오리,
오른쪽을 바라보고 있는 오리. 각각 몇 마리가 있는지 세어보고 써주세요.

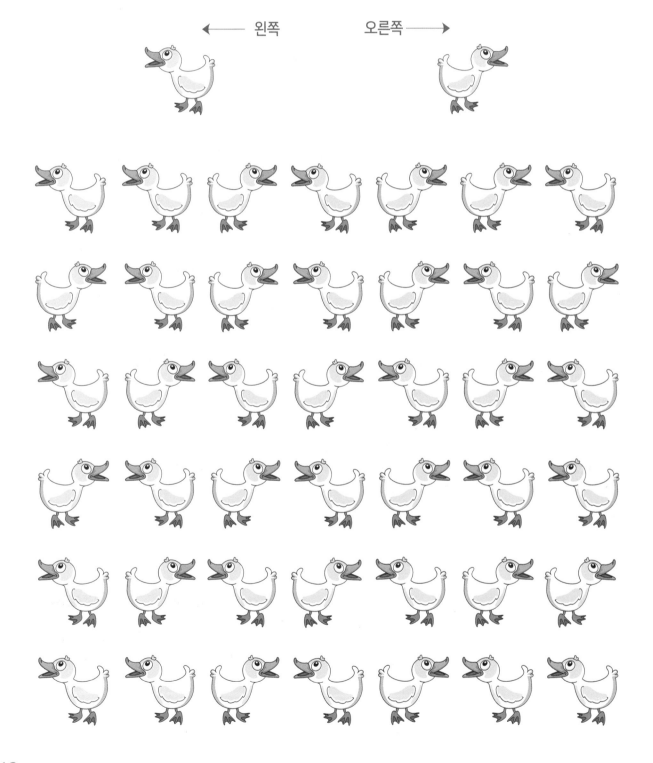

가위바위보 게임

가위바위보 게임을 하는데 누가 이겼는지 알아볼까요?
맞는 손 모양에 표시해 주세요.

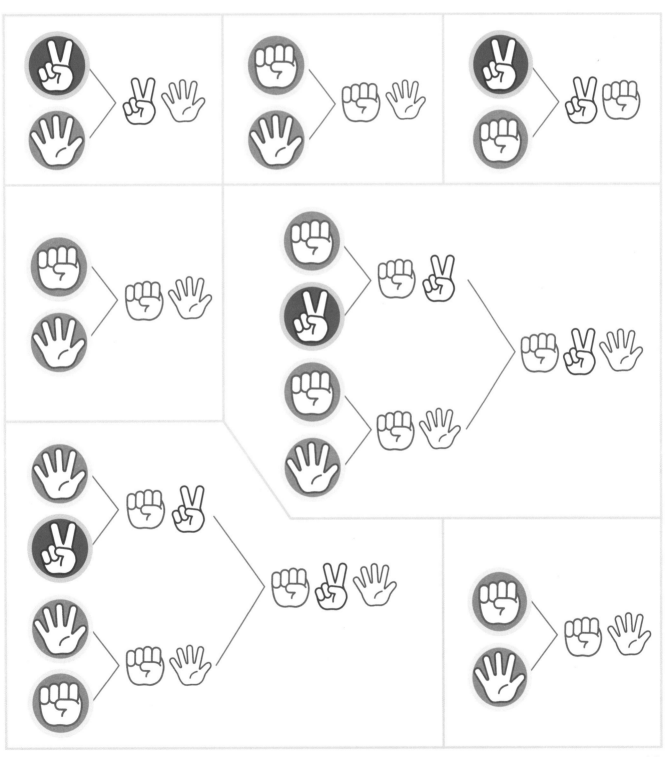

같은 음으로 시작하는 사물 찾기

왼쪽의 보기와 같은 첫 음으로 시작하는 사물을
오른쪽에서 찾아 표시해 주세요.

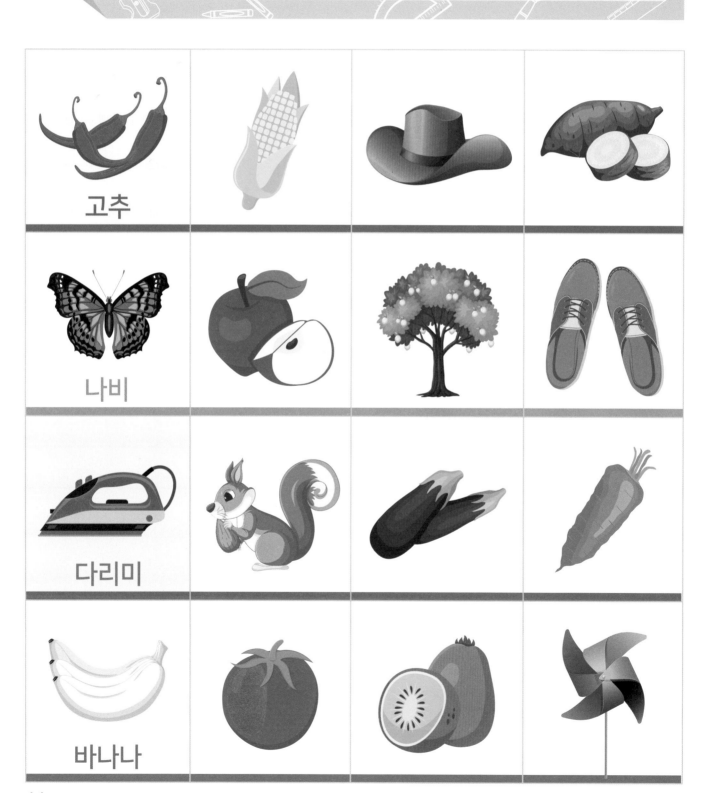

고추

나비

다리미

바나나

삼각형 개수 세기

꽃 한 송이가 삼각형의 조합으로 이루어졌어요.
크고 작은 삼각형의 개수를 모두 헤아려 맞는 수에 표시해 주세요.

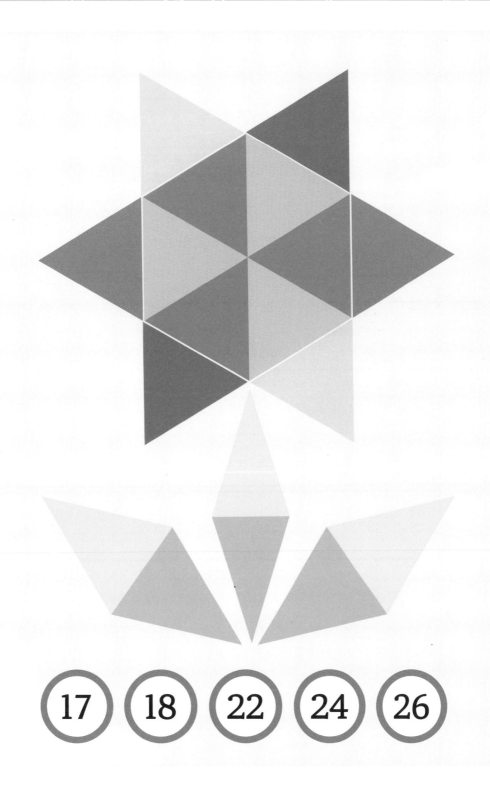

(17) (18) (22) (24) (26)

같은 위치에 색칠하기

네모 칸에 빨강, 노랑, 초록, 보라, 하늘색이 색칠되어 있어요.
위의 그림과 같아지도록 아래의 네모 칸에도 색칠해 보세요.

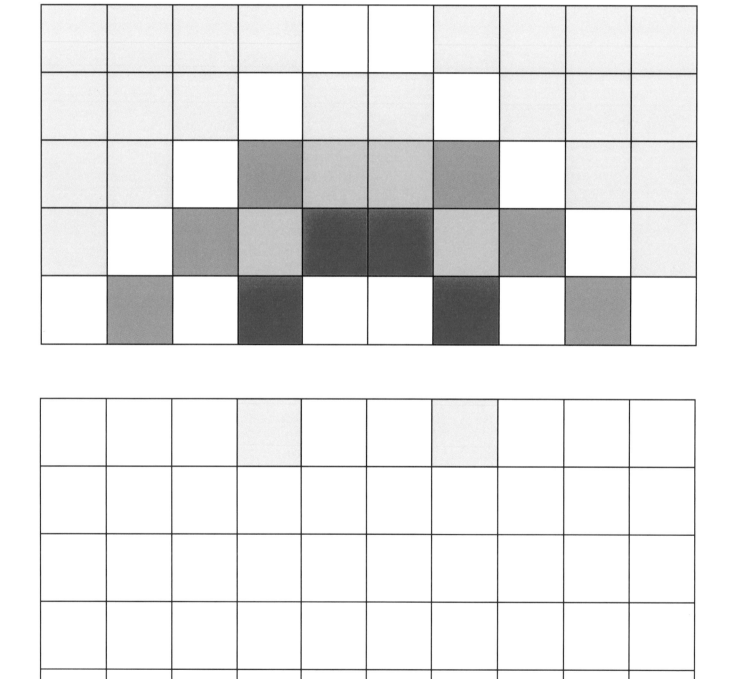

계절에 맞는 물건 찾기

봄, 여름, 가을, 겨울 각 계절에 맞는 물건을 찾아 연결해 주세요.

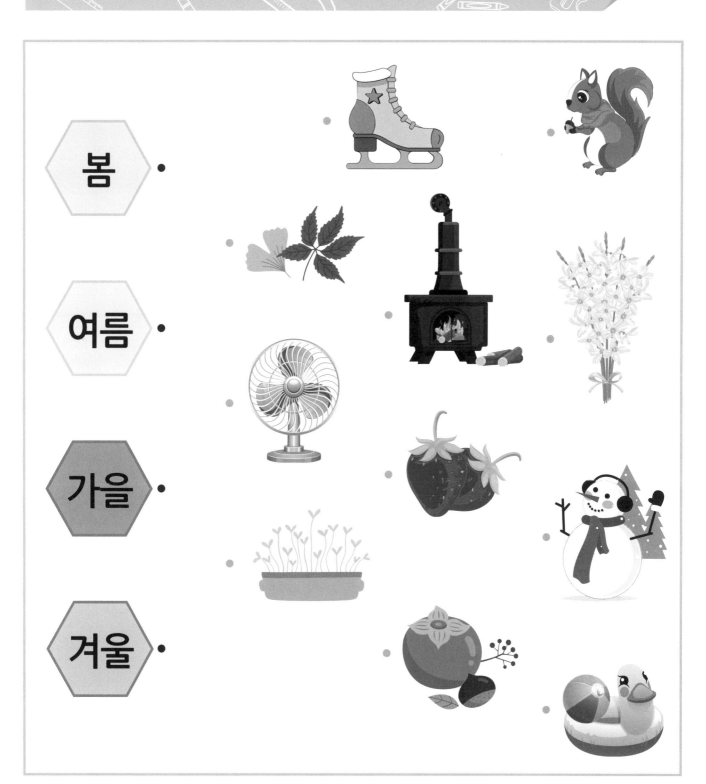

짝이 맞는 도형 찾기

서로 짝이 맞는 도형끼리 연결해 주세요.

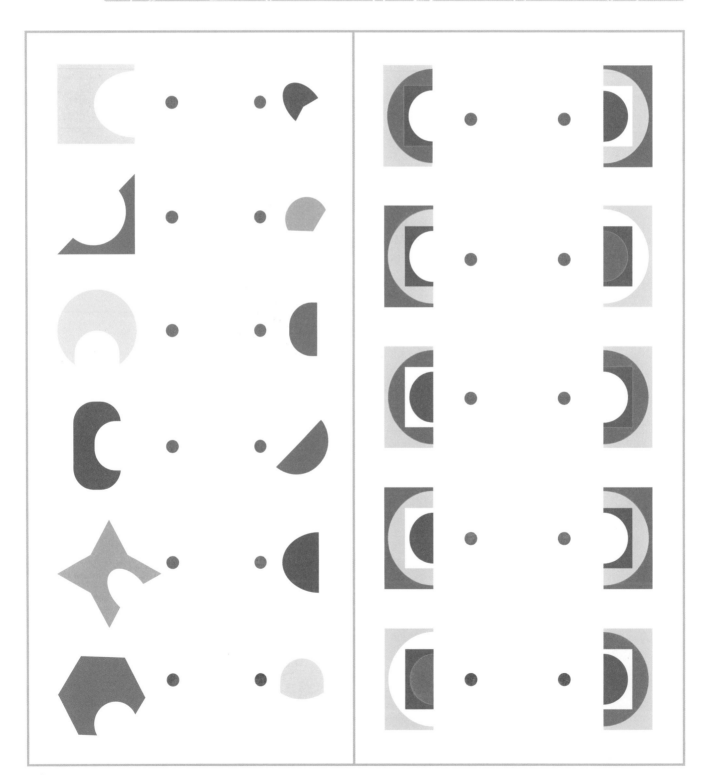

기억나는 낱말 쓰기

한 글자, 두 글자, 세 글자 낱말을
각각 네모 칸에 자유롭게 써보세요.

▶ 한 글자 낱말

 배

▶▶ 두 글자 낱말

 사과

▶▶▶ 세 글자 낱말

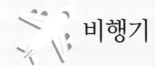 비행기

수 더하고 빼기

수를 더하고 빼는 계산 퍼즐이에요.
맞는 답을 써나가면 퍼즐이 완성돼요. 시작해볼까요?

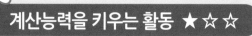

$1 + 2 = 3$

$+ \quad 3 =$

$+$ $+$ $-$ $-$

     4 3 1

$=$ $=$ $=$ $=$

$6 + \quad = 7 - \quad = 2 + \quad = 7$

$-$ $+$ $+$ $-$

     1

$=$ $=$ $=$ $=$

$2 + 6 = \quad + 2 = 10 - \quad = 5$

     $-$ $-$

8 5 3

$=$ $=$ $=$ $=$

$10 - \quad = 3 + \quad = 9 \qquad 7 = 2$

     $+$ $-$

     3

     $=$ $=$

     $- \quad 2 = 4$

도형의 규칙 알아보기

도형들이 규칙적으로 나열되어 있어요.
그 순서를 자세히 보고 빈자리에는 어떤 도형이 올지 그려주세요.

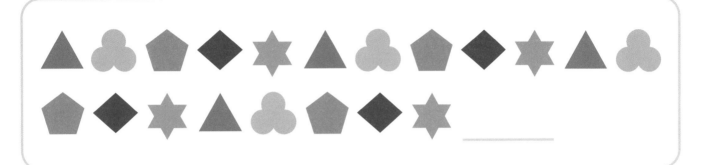

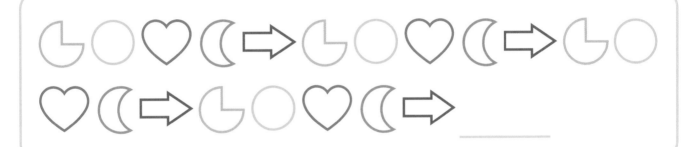

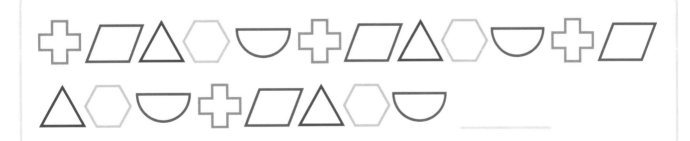

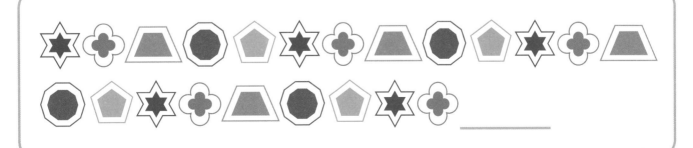

병원과 관계있는 것 찾기

병원과 관계있는 물건들을 모두 찾아 표시해 주세요.

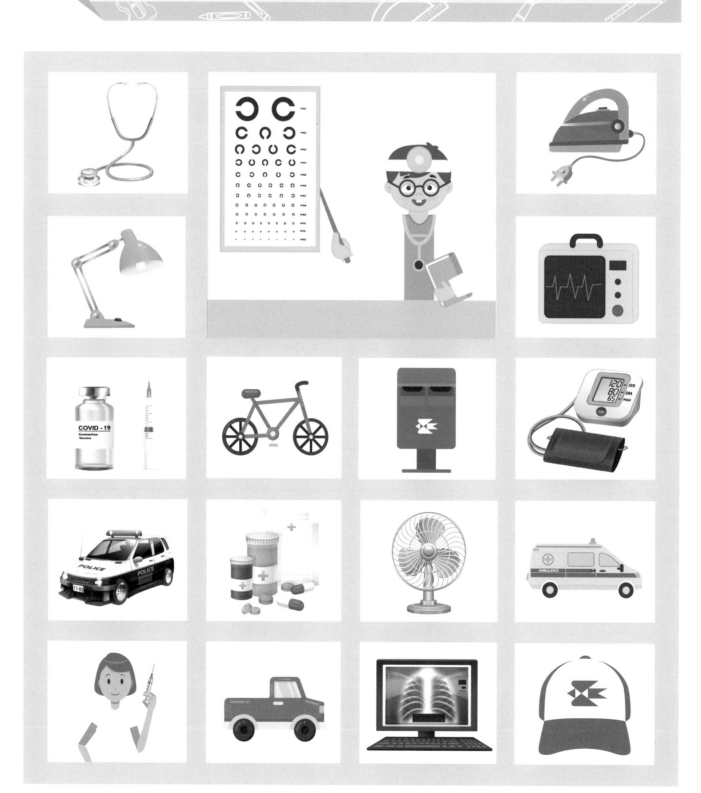

어울리는 표현 찾기

서로 어울리는 표현을 찾아 연결해 주세요.

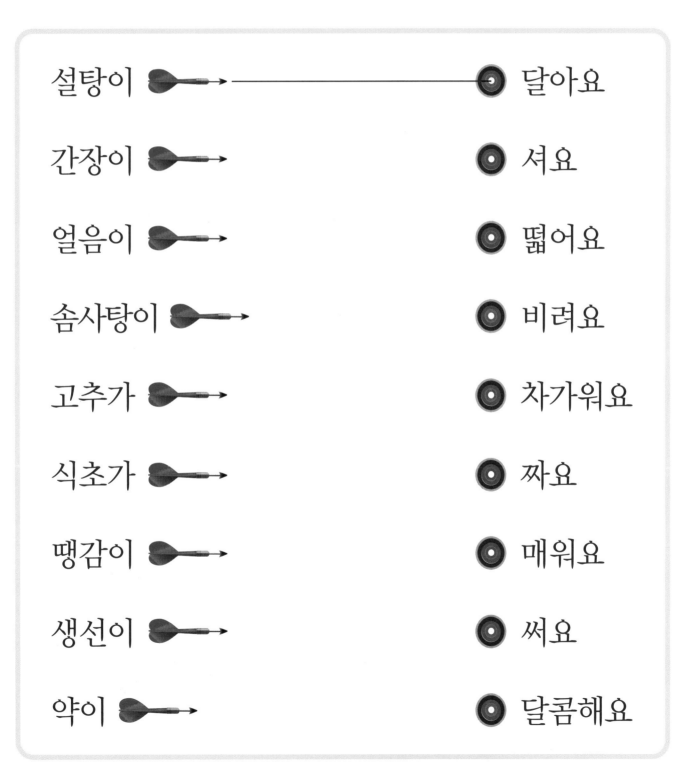

설탕이 ➤——————————◉ 달아요

간장이 ➤　　　　　　◉ 셔요

얼음이 ➤　　　　　　◉ 떫어요

솜사탕이 ➤　　　　　　◉ 비려요

고추가 ➤　　　　　　◉ 차가워요

식초가 ➤　　　　　　◉ 짜요

땡감이 ➤　　　　　　◉ 매워요

생선이 ➤　　　　　　◉ 써요

약이 ➤　　　　　　◉ 달콤해요

숫자 채워넣기

리본 가운데에 숫자가 적혀 있어요.
보기처럼 앞의 숫자와 뒤의 숫자를 써주세요.

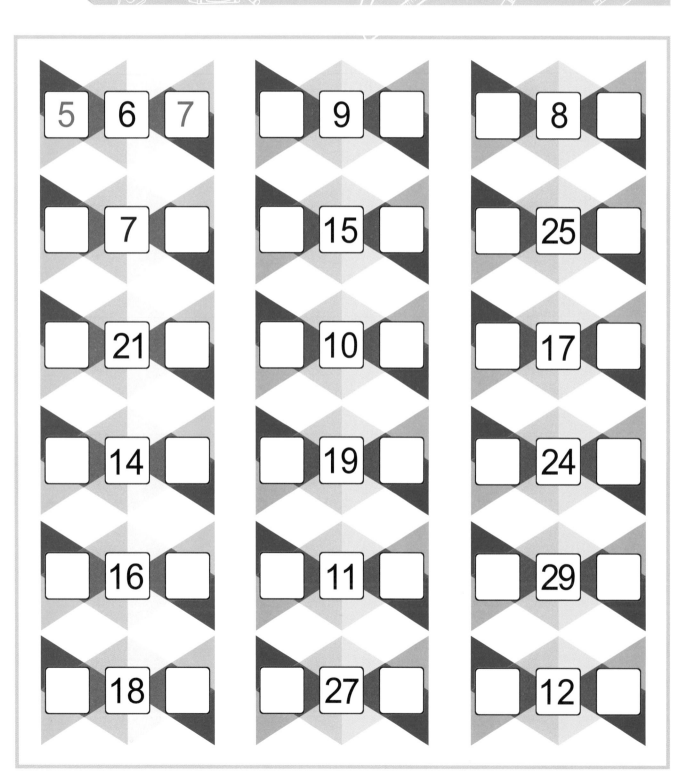

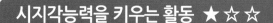

숨은그림찾기

보기처럼 4가지의 조합으로 이루어진 그림을 찾아 표시해 주세요.

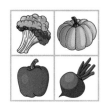

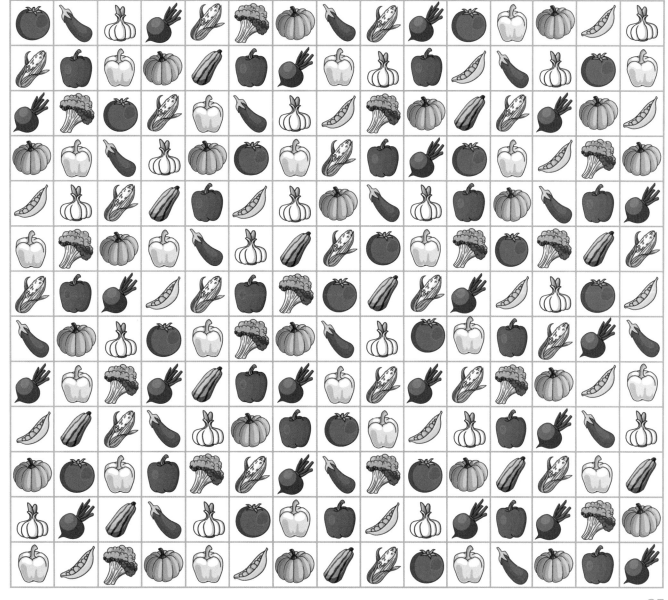

조각 맞추기

나무 조각으로 성을 쌓았어요.
어떤 조각으로 만들어야 성이 완성될까요? 서로 연결해 주세요.

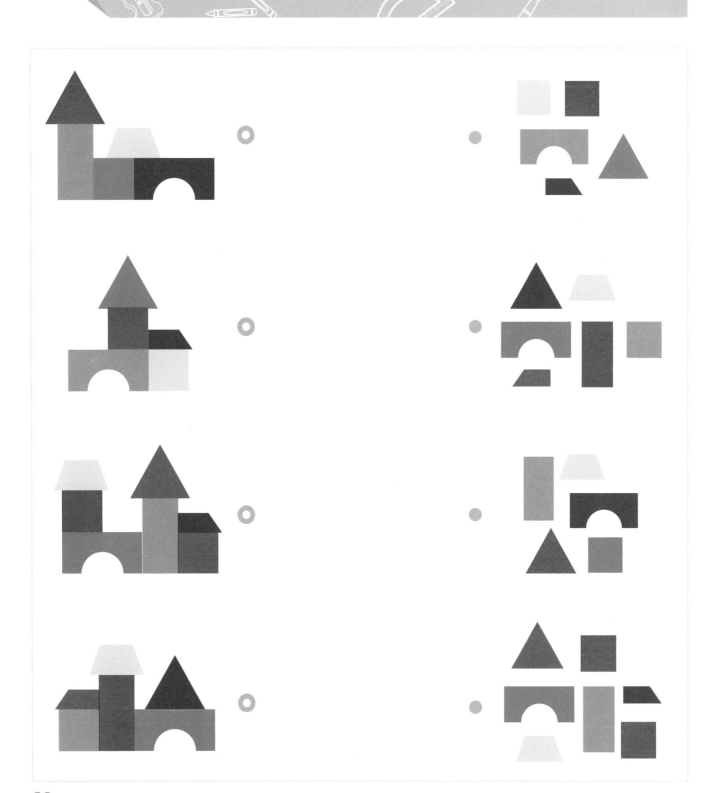

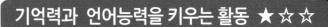

끝말잇기

처음에 주어진 낱말로 시작하여 끝말이 이어지도록 낱말을 써주세요.

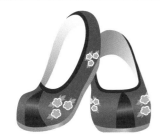 고무신 → 신 → →

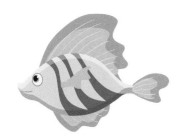 물고기 → 기 → →

 수박 → 박 → →

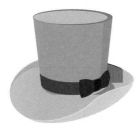 모자 → 자 → →

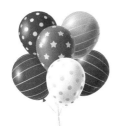 풍선 → 선 → →

용도에 맞는 짝 찾기

서로 용도에 맞는 것끼리 짝을 지어주세요.

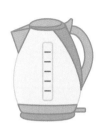
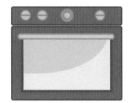
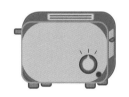
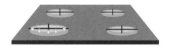
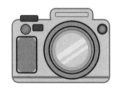
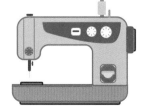

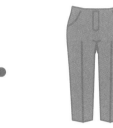
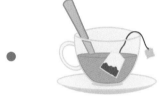
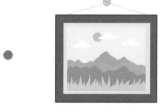
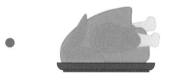
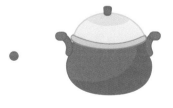
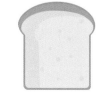

물건에 맞는 날씨 찾기

아래의 물건을 각각 어떤 날씨에 사용하면 좋을지
맞는 날씨에 표시해 주세요.

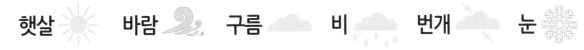

햇살　바람　구름　비　번개　눈

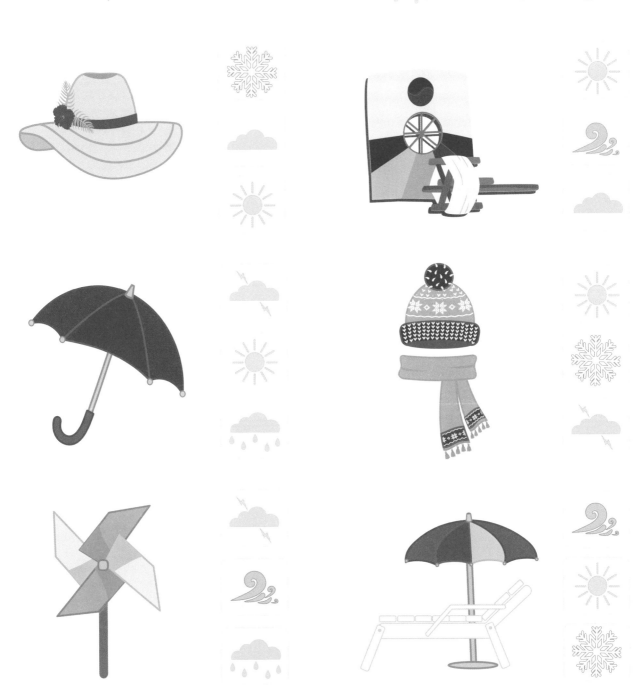

반대말 찾기

서로 반대되는 말끼리 연결해 주세요.

많다 •	• 가볍다
크다 •	• 얇다
길다 •	• 적다
높다 •	• 가늘다
무겁다 •	• 작다
두껍다 •	• 가깝다
굵다 •	• 얕다
멀다 •	• 닫다
깊다 •	• 내려가다
올라가다 •	• 낮다
열다 •	• 느리다
켜다 •	• 당기다
빠르다 •	• 나가다
밀다 •	• 짧다
들어가다 •	• 틀리다
차갑다 •	• 내리다
올리다 •	• 끄다
맞다 •	• 뜨겁다

색깔과 낱말의 일치

빨강, 주황, 노랑, 초록, 파랑, 보라 낱말이 있어요.
낱말과 색깔이 일치하는 낱말에 표시해 주세요.

빨강	노랑	주황	보라	초록	빨강
노랑	보라	파랑	빨강	보라	파랑
초록	파랑	보라	주황	초록	
보라	노랑	빨강	초록	파랑	보라
노랑	빨강	노랑	파랑	노랑	주황
주황	보라	파랑		보라	빨강
보라	파랑	주황	초록	노랑	초록
파랑	빨강	보라	빨강	주황	
초록	파랑	초록	노랑	파랑	초록
파랑	노랑	주황	파랑	초록	보라

반대편 모양 알아보기

정육면체의 벌집이 있어요.
거울에 비추면 어떤 벌집이 보일지 해당하는 번호에 표시해 주세요.

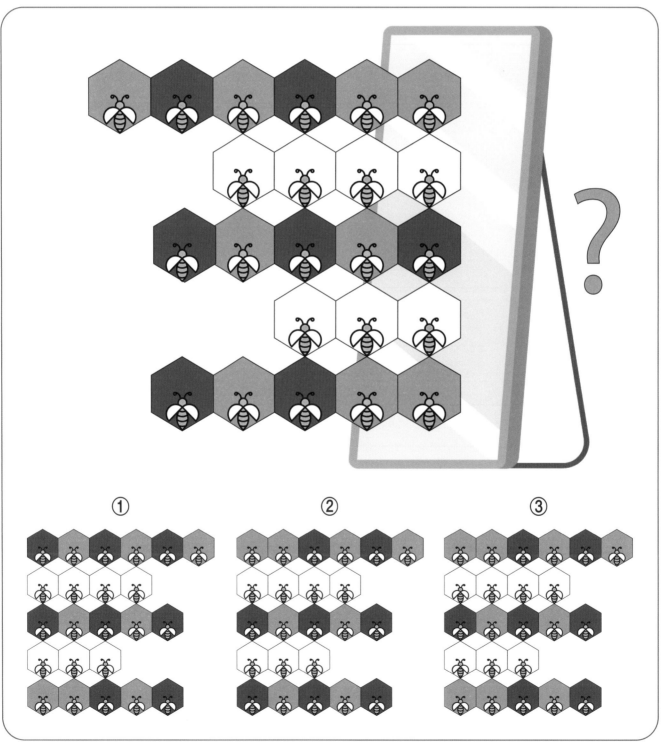

블록 쌓기

주황색과 하늘색 막대블록의 눈금을 서로 맞춰 10이 되면
블록이 완성돼요. 나머지 반쪽을 찾아 맞는 것끼리 연결해 주세요.

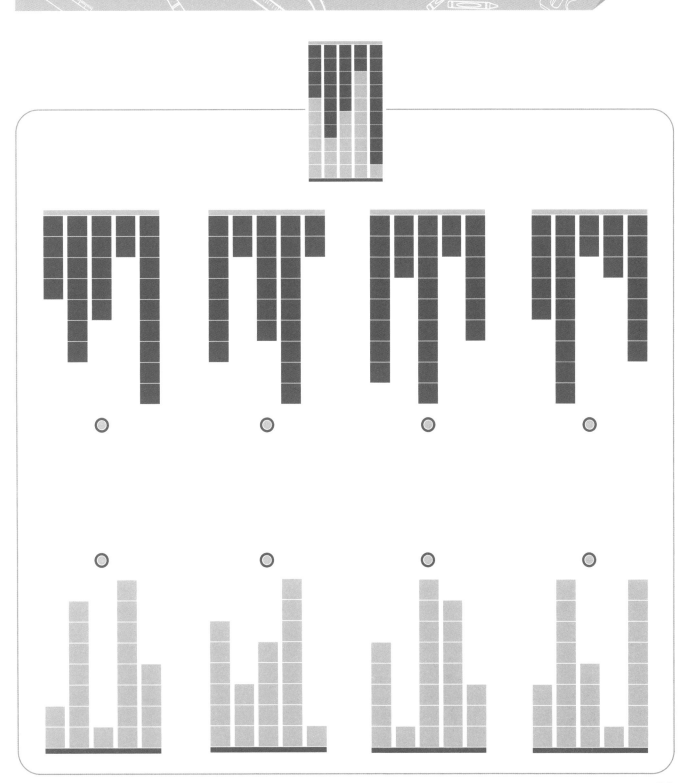

수 더하기

볼링핀에 적힌 수를 더해서 맞는 답과 연결해 주세요.

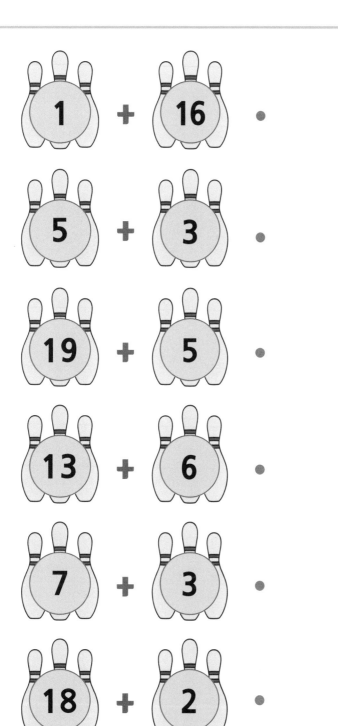

1 + 16 ·

5 + 3 ·

19 + 5 ·

13 + 6 ·

7 + 3 ·

18 + 2 ·

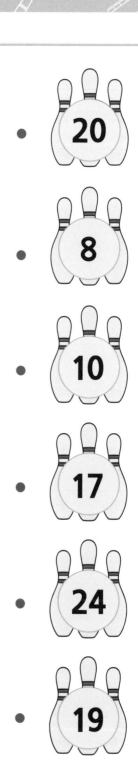

· 20

· 8

· 10

· 17

· 24

· 19

그림자 찾기

봄비가 촉촉이 내리는 날에 꽃도 나비도 행복해 보이는 그림이에요.
같은 그림자를 찾아서 표시해 주세요.

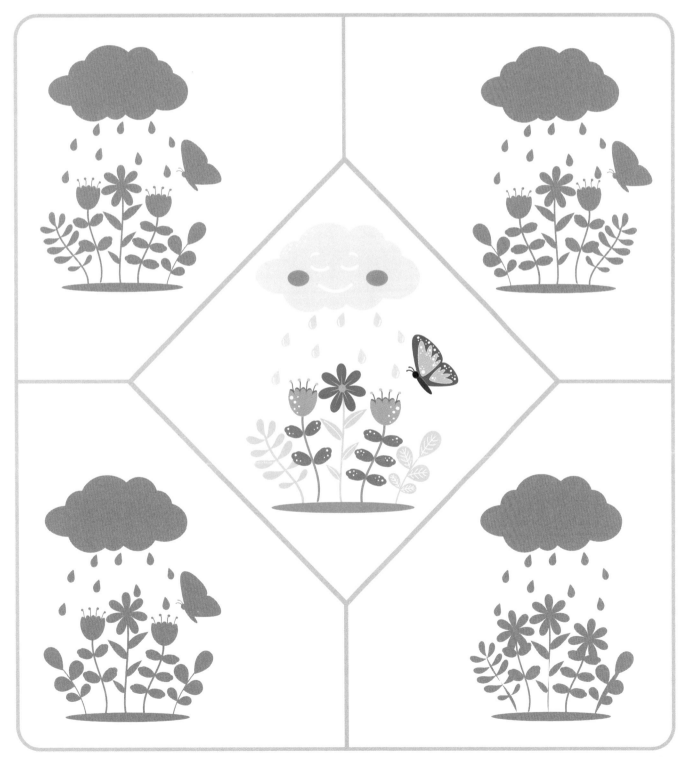

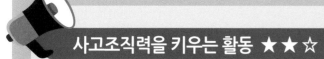

낱말의 공통점 찾기

나열된 낱말의 공통점을 찾아 써주세요.

사과 배 바나나 딸기 포도 귤

정답 _____

개나리 진달래 장미 카네이션 국화

정답 _____

버스 택시 비행기 자전거 지하철

정답 _____

김장 재료 알아보기

김장을 하려고 해요.
김장 재료에는 어떤 것이 있는지 찾아 표시해 주세요.

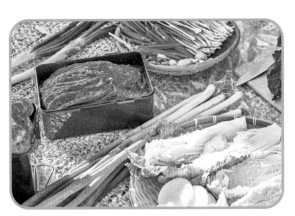

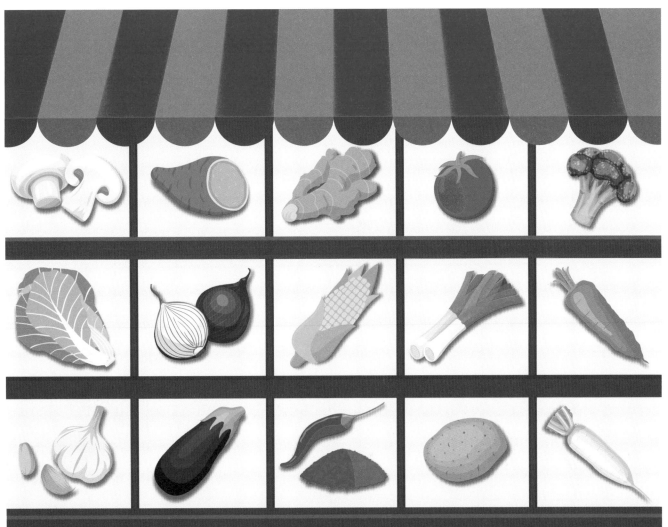

블록 개수 맞추기

제시된 모양을 만들려면 몇 개의 블록이 필요할까요?

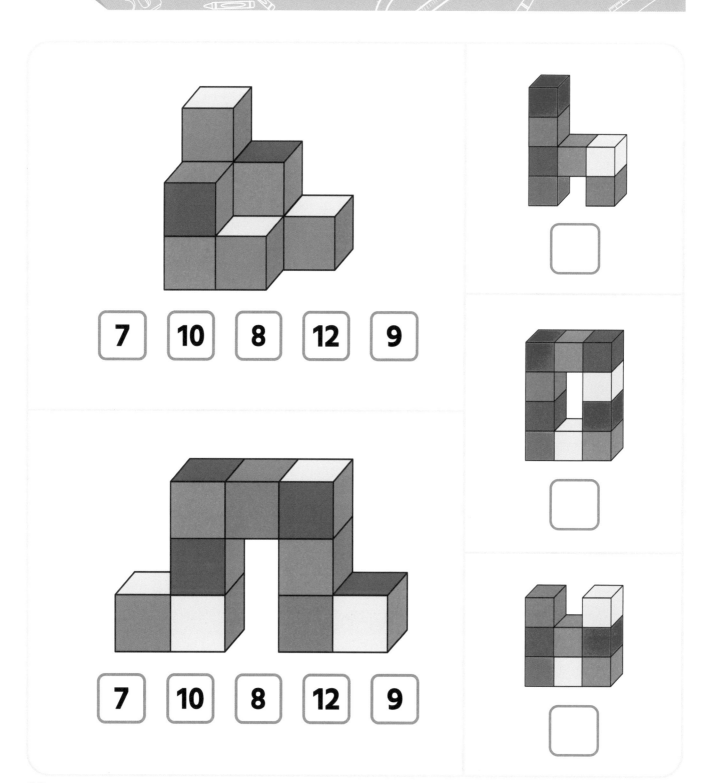

| 7 | 10 | 8 | 12 | 9 |

| 7 | 10 | 8 | 12 | 9 |

시계 완성하기

커다랗고 둥근 시계에 숫자도 바늘도 없어요. 1부터 12까지 숫자를
써넣고 시간에 맞게 바늘을 그려서 시계를 완성해 주세요.

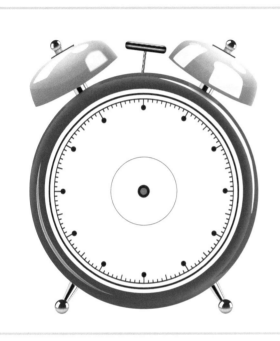

10시 10분

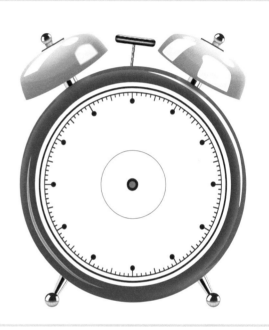

3시 50분

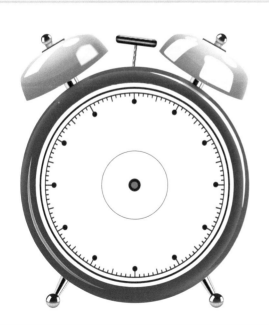

8시 15분

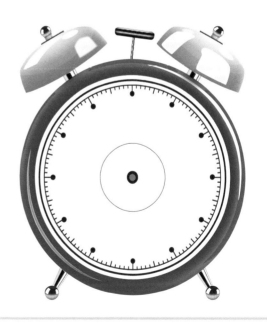

9시 20분

낱말 만들기

보기의 글자를 두 개씩 골라 낱말을 만들어 보세요.

모	자	의	선
처	신	인	
면	책	망	지
임	명	소	

모자

낱말 만들기

보기의 글자를 두 개씩 골라 낱말을 만들어 보세요.

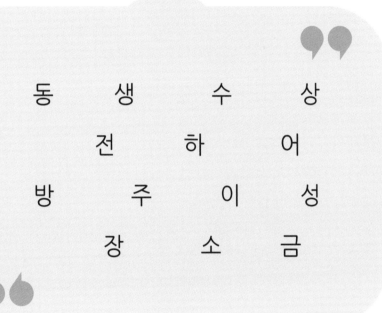

동 생 수 상
전 하 어
방 주 이 성
장 소 금

동생

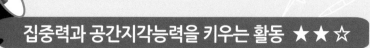

같은 모양 만들기

나무와 개구리가 그려져 있어요. 왼쪽과 같은 그림이 될 수 있도록
오른쪽 네모 칸 안에 알맞게 색칠하여 멋진 그림을 완성해 보세요.

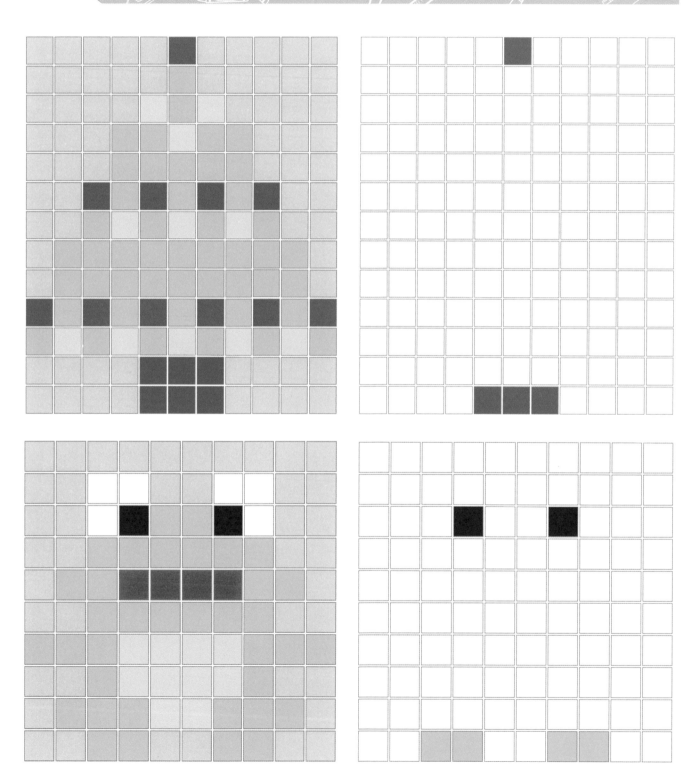

모양과 위치 기억하기

도형의 모양과 위치를 잘 보고 기억하세요.
그리고 다음 페이지의 문제를 풀어보세요.

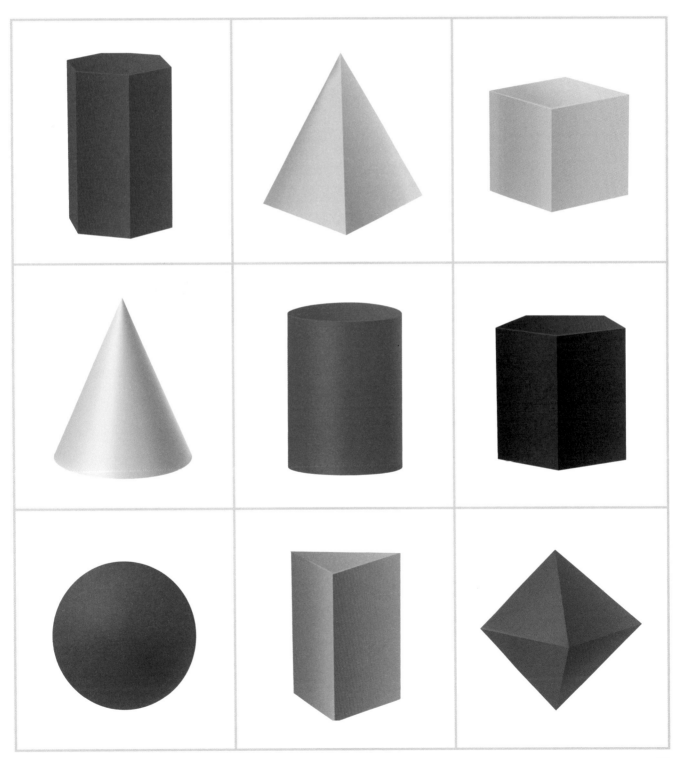

앞페이지 모양과 위치 기억하기

앞 페이지에서 기억한 도형을 잘 떠올리면서
빈칸에 들어갈 도형이 어떤 모양인지 번호를 써주세요.

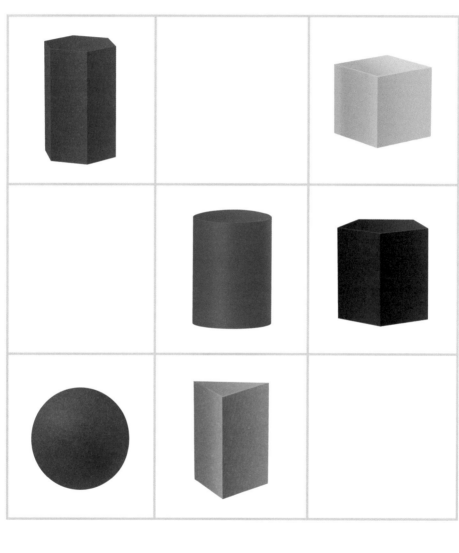

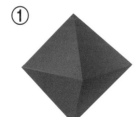 ①   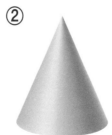 ②   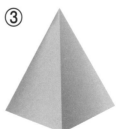 ③

도형 개수 세기

크기와 모양이 다른 도형이 있어요.
같은 모양의 도형이 몇 개인지 세고 그 숫자를 써주세요.

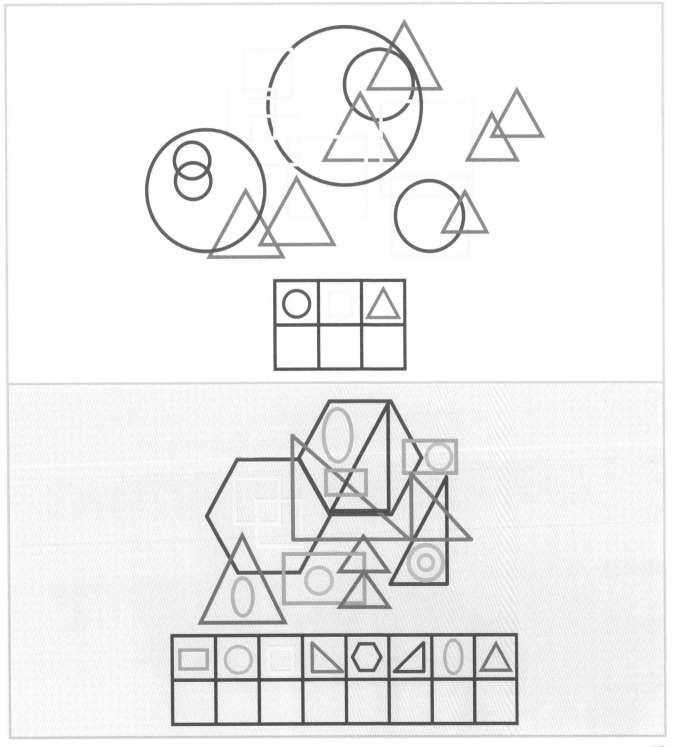

가로세로 낱말 맞추기

가로세로 낱말 맞추기예요.
제시된 낱말의 뜻을 이해하고 빈칸에 낱말을 써주세요.

〈가로 힌트〉

1. 금실이 좋은 부부를 비유적으로 이르는 말.
2. 형제자매 중에 맨 마지막에 태어난 사람.
3. 밀가루를 반죽하여 갖은 채소와 고기를 넣어 빚은 음식.

〈세로 힌트〉

1. 위와 아래가 붙어서 한 벌로 된 치마.
2. 아궁이 위에 솥을 걸어놓는 언저리.
3. 가죽으로 만든 서양식 신발.
4. 부부 사이.

1			2	
			2	4
	3			
3				

규칙에 맞게 덧셈하기

빨강, 노랑, 초록색의 화살표가 있어요.
각각 2, 5, 3을 더하면서 화살표 방향으로 진행하며 써주세요.

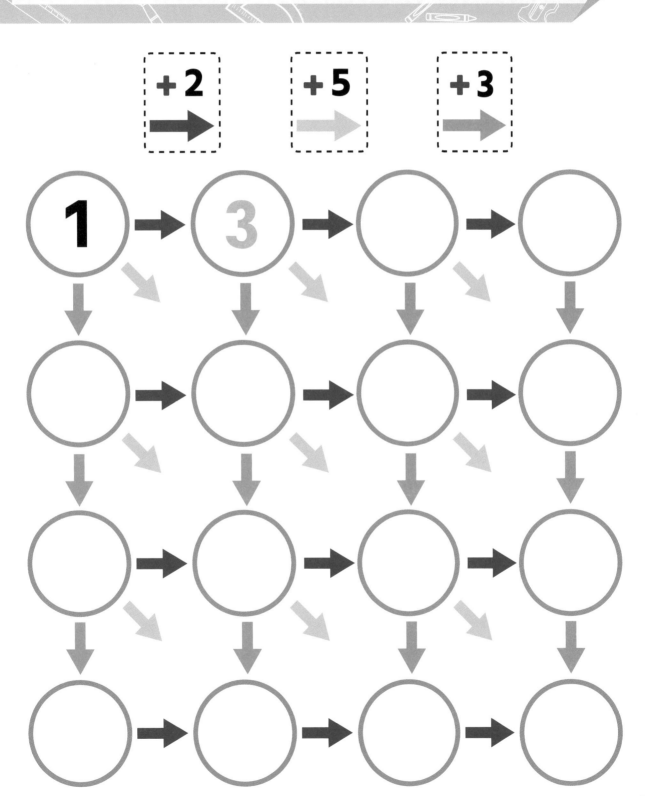

전체와 부분 알기

한 부분이 가려져 있어요.
그 안에는 어떤 색을 칠해야 그림이 완성될까요? 보기에서 골라보세요.

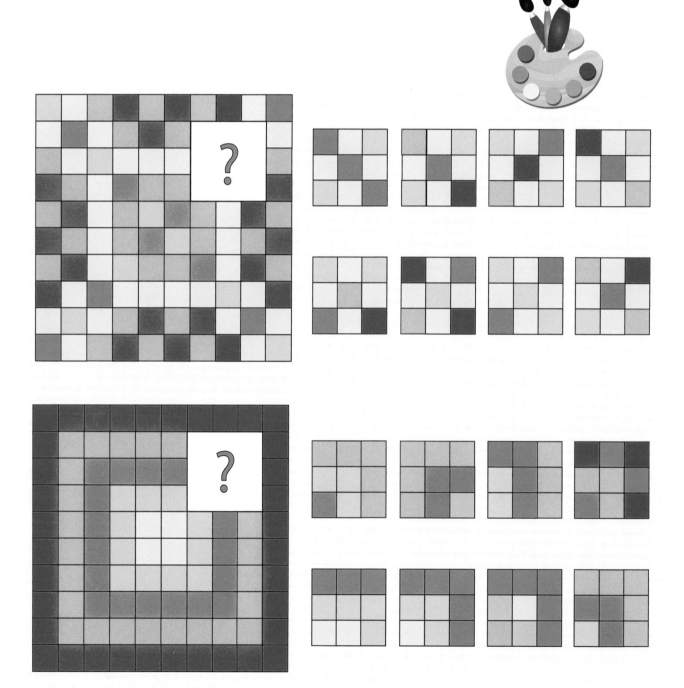

주방에 필요한 물건 찾기

주방에서 필요한 물건과 낱말을 찾아 표시해 주세요.

냉장고   오븐   전자레인지   세탁기   전기밥솥

텔레비전   믹서기   전기레인지   커피머신

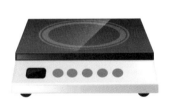 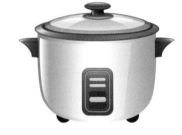 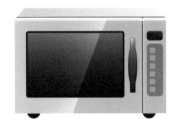

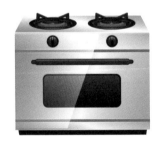 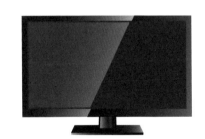 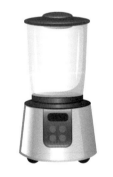

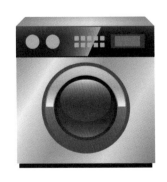 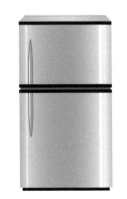 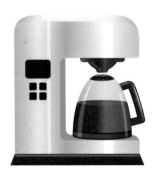

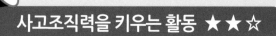

낱말의 공통점

낱말의 공통점을 찾아 써주세요.

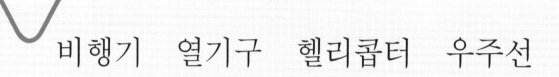

비행기 열기구 헬리콥터 우주선

정답

버스 택시 자전거 기차 오토바이

정답

전기밥솥 가스레인지 전자레인지 커피포트

정답

저울 무게 비교하기

저울의 무게를 비교하여 무거운 도형에 표시해 주세요.

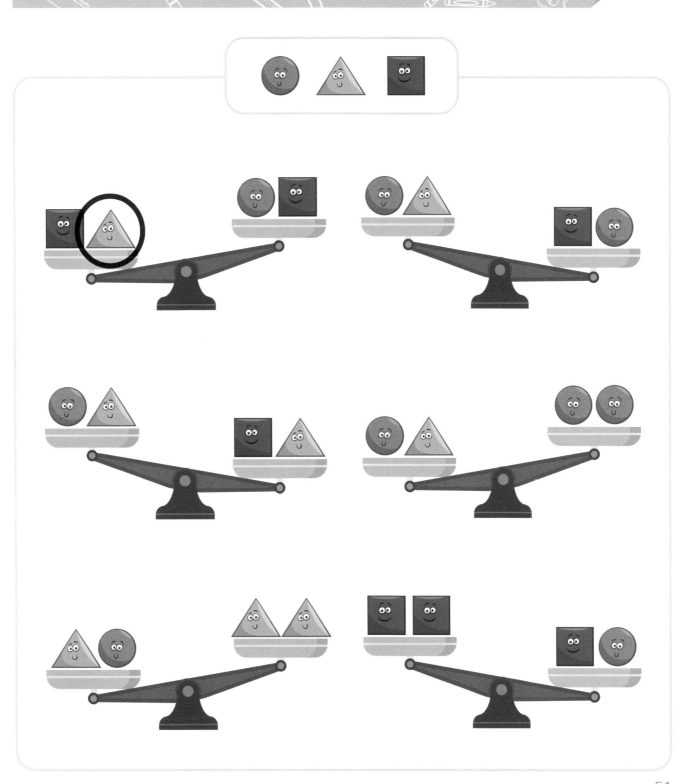

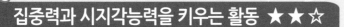

그림자 보고 물건 찾기

여러 물건이 합쳐진 그림자예요.
해당하는 물건을 찾아 표시해 주세요.

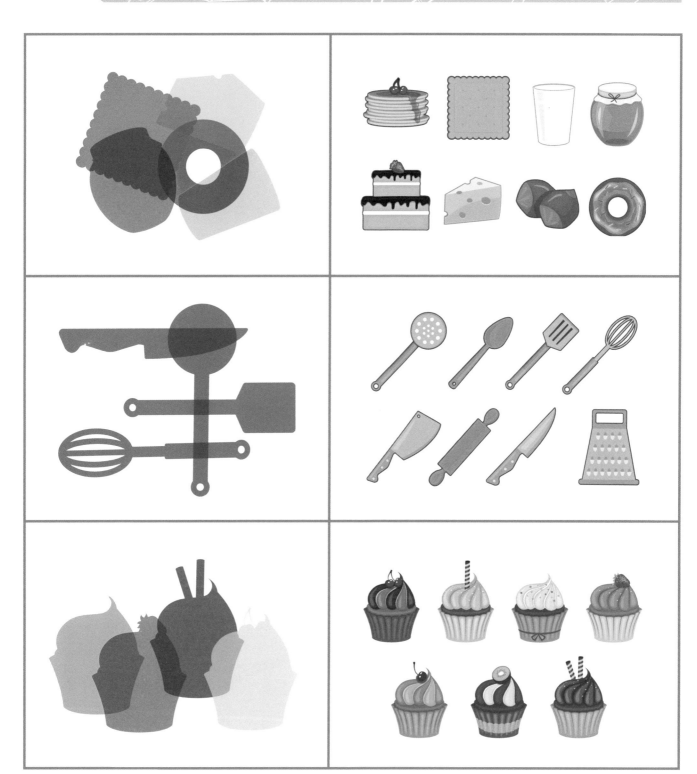

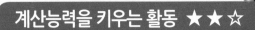

수 더하고 빼기

수를 더하고 빼는 계산 퍼즐이에요.
맞는 답을 써나가면 퍼즐이 완성돼요. 시작해볼까요?

13 + 2 = 15

+

7

=

20 - □ = 10 + 6 = □ + 3 = □ - 17 = 2

7 □ = 10 + 4 =

+ 9 = + 9 = □ - 12 =

+ 2 = - 8 = +

14 - □ = 8 + 10 = □ - 7 = 11 □ = 10

- +

= 5 - 9 + 2

=

10 + 3 = □   9 □ = 19 - 7 =

동물 이름 맞추기

제시된 자음을 보고 동물 이름을 맞춰보세요.

	ㅅ	ㅈ	⇨	사	자	
	ㄷ	ㅈ	⇨			
	ㅎ	ㅁ	⇨			
	ㄴ	ㅌ	⇨			
ㄱ	ㅇ	ㅇ	⇨			
ㅅ	ㅇ	ㅈ	⇨			
ㅇ	ㅅ	ㅇ	⇨			
ㅋ	ㄲ	ㄹ	⇨			

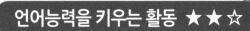

과일 이름 맞추기

제시된 자음을 보고 과일 이름을 맞춰보세요.

	ㄸ	ㄱ	⇨	딸	기	
	ㅍ	ㄷ	⇨			
	ㅁ	ㄱ	⇨			
	ㅈ	ㄷ	⇨			
	ㅎ	ㅅ	⇨			
	ㅅ	ㅂ	⇨			
ㅂ	ㄴ	ㄴ	⇨			
ㅂ	ㅅ	ㅇ	⇨			

방향 찾기

다음 문제를 풀어보세요.

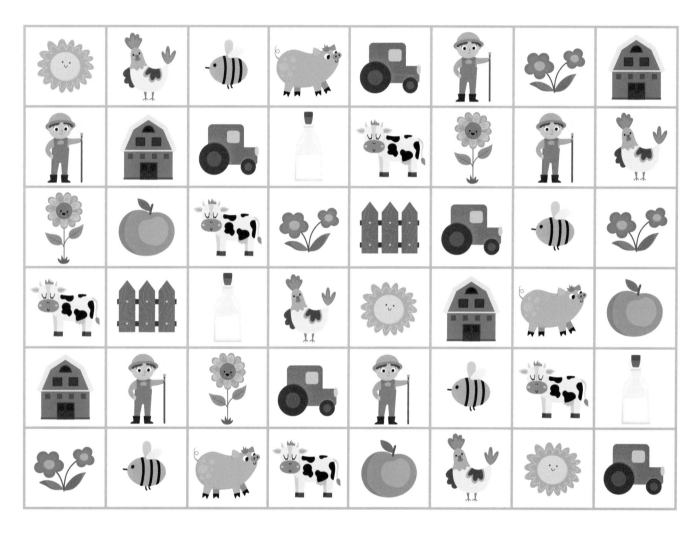

1 왼쪽 맨 위 첫 칸에 있는 햇님에서 오른쪽으로 5칸, 아래로 4칸을 움직이면 무엇이 있을까요? 표시해 주세요.

2 왼쪽 맨 아래 칸에 있는 꽃송이에서 오른쪽으로 2칸, 위로 3칸을 움직이면 무엇이 있을까요? 표시해 주세요.

3 오른쪽 맨 위 첫 칸에 있는 빨간 집에서 왼쪽으로 6칸, 아래로 2칸을 움직이면 무엇이 있을까요? 표시해 주세요.

그림 완성하기

1부터 82까지의 숫자를 순서대로 연결해 그림을 완성해 보세요.
어떤 그림이 완성될까요?

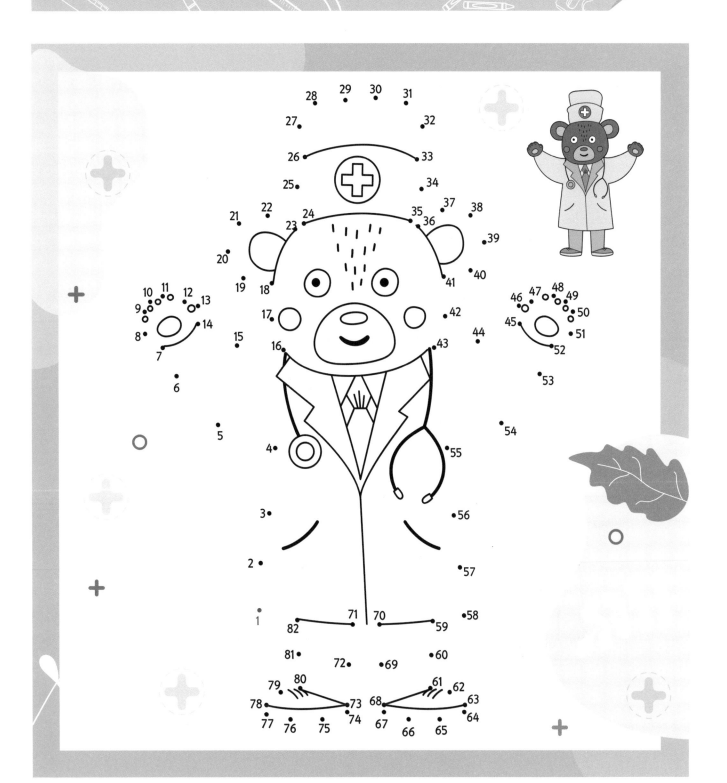

기억하고 계산하기

가을에 수확하는 열매예요.
열매가 의미하는 숫자를 기억하고 계산해 주세요.

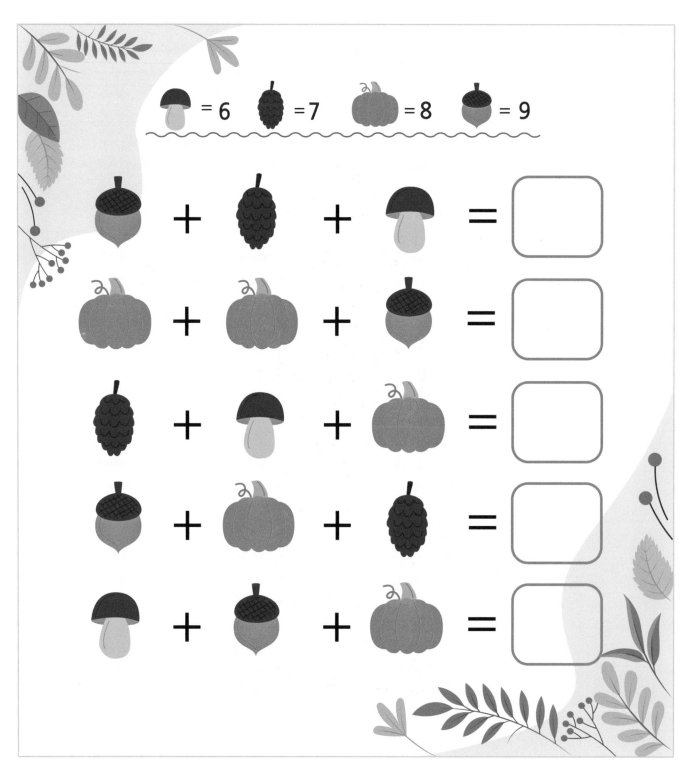

블록 색깔 맞추기

색색의 블록을 쌓아 올렸어요. 위에서 내려다보면
어떤 색깔의 블록이 보일까요? 서로 맞는 것끼리 연결해 주세요.

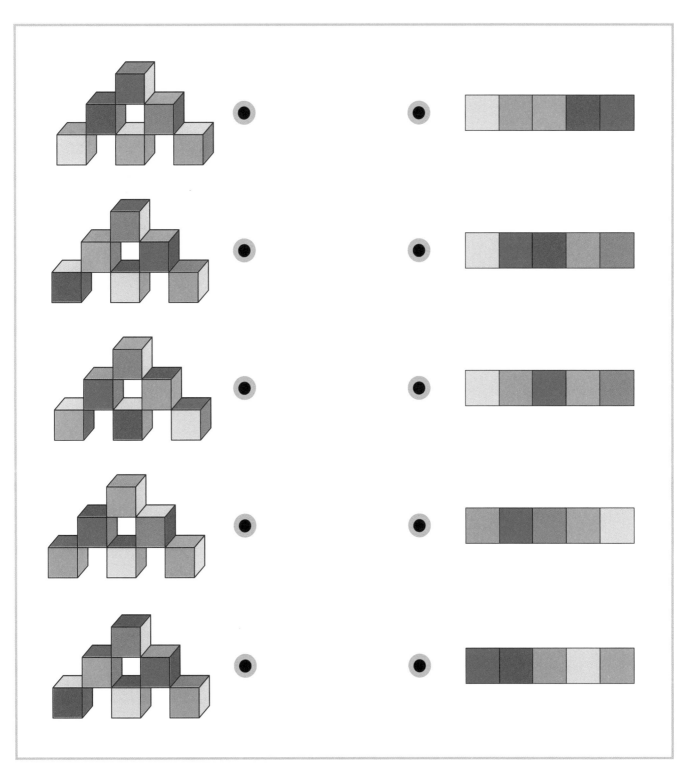

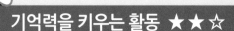

규칙 기억하기

나뭇잎과 도형이 짝을 맞춰 있어요. 보기의 그림을 기억한 후
가리고 아래 칸에 기억한 도형을 그려 넣어 주세요.

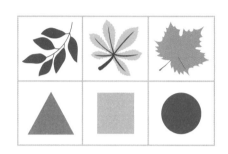

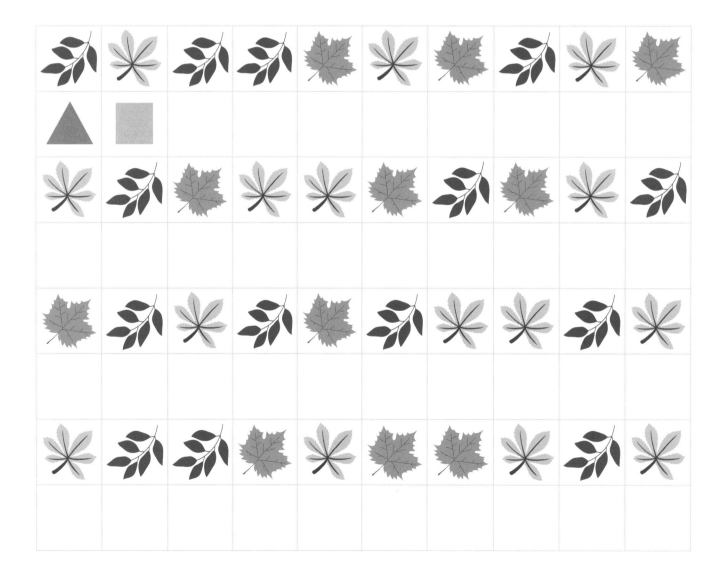

할머니댁 길찾기

손자 손녀가 할머니 댁에 가려고 해요.
어떤 길로 가야 할까요? 길을 찾아주세요.

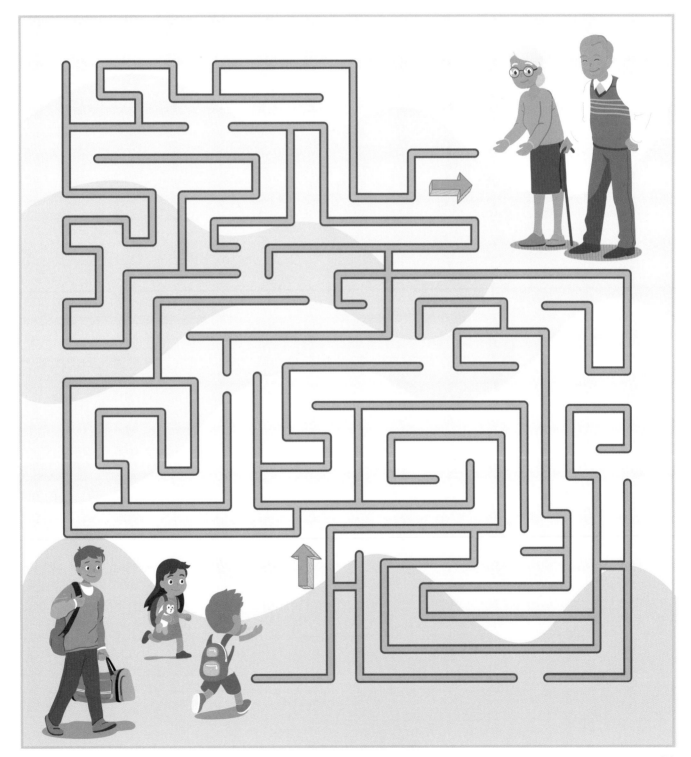

수 계산하기

숫자 100에서 왼쪽의 수를 빼고 그 수를 오른쪽 빈칸을 채우면 돼요.
시작해볼까요?

48	92	13	85	36
26	49	53	1	81
35	11	40	72	86
57	19	34	98	43
2	66	94	62	23
17	25	77	28	16
58	33	68	83	20
54	81	24	15	8

52				
74				

대칭 그림 완성하기

가운데를 중심으로 왼쪽에 그려진 선과 대칭이 되도록
오른쪽에도 선을 그어 그림을 완성해주세요.

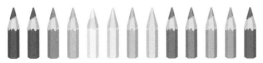

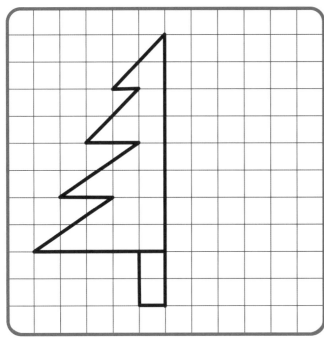

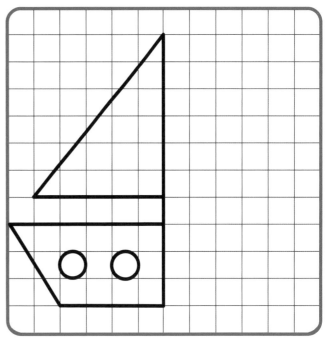

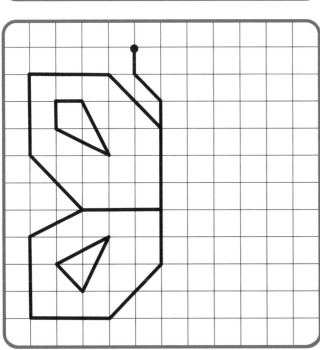

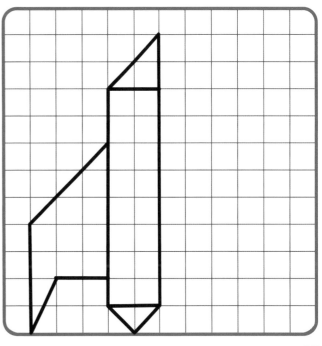

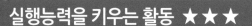

일의 순서 정하기

된장찌개를 끓이려고 해요. 순서에 맞게 번호를 써주세요.

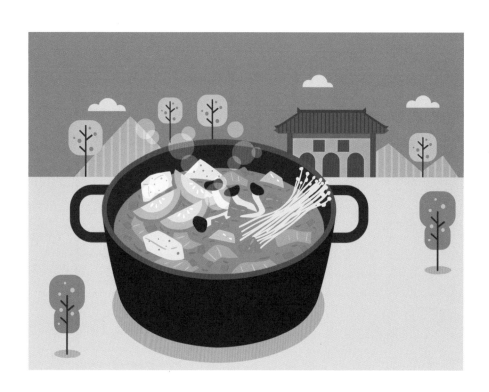

◆ 된장찌개 끓이기 ◆

① 된장찌개에 들어갈 재료를 준비한다.

② 채소와 두부를 크기에 맞게 썬다.

③ 뚝배기에 육수를 넣고 끓이기 시작한다.

④ 된장을 넣고 살살 풀어주면서 완성한다.

⑤ 육수가 끓으면 썰어놓은 재료를 모두 넣는다.

순서 ☐ ⇨ ☐ ⇨ ☐ ⇨ ☐ ⇨ ☐

저울 무게 알아보기

저울의 기울기가 맞도록 과일을 골라 접시 위에 번호를 모두 써주세요.

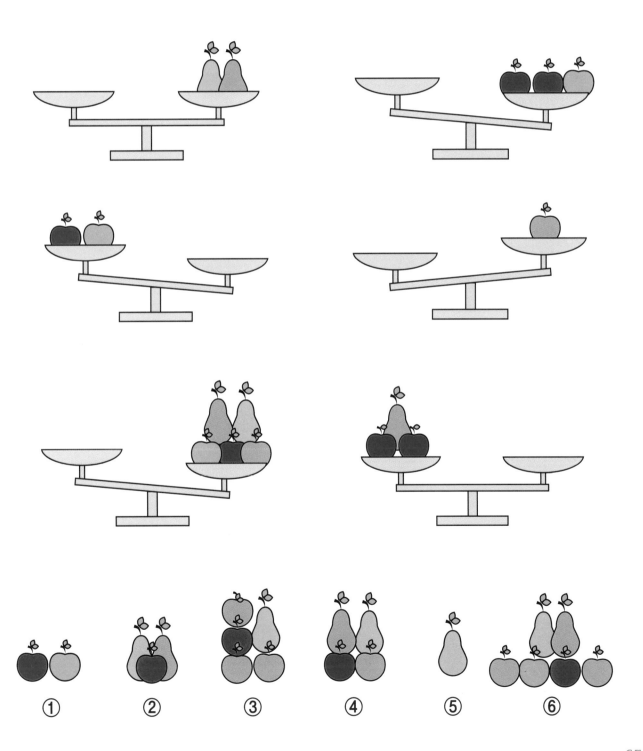

시계 완성하기

왼쪽 시계의 시간을 보고 제시한 시간을 계산하여 오른쪽 시계에
시곗바늘을 그려 넣어보세요.

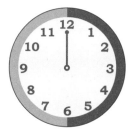 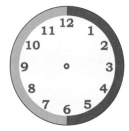

30분 후

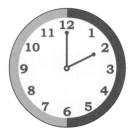 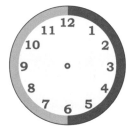

30분 후

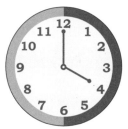 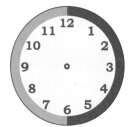

45분 후

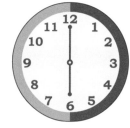 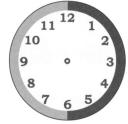

45분 후

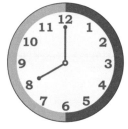 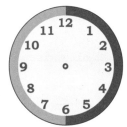

30분 전

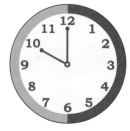 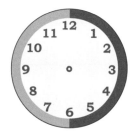

30분 전

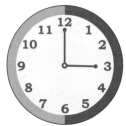 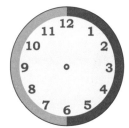

15분 전

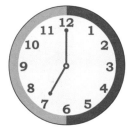 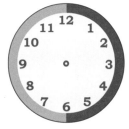

15분 전

그림과 위치 기억하기

그림을 30초 정도 자세히 보면서 잘 기억해 주세요.
그리고 다음 장으로 넘겨서 문제를 풀어주세요.

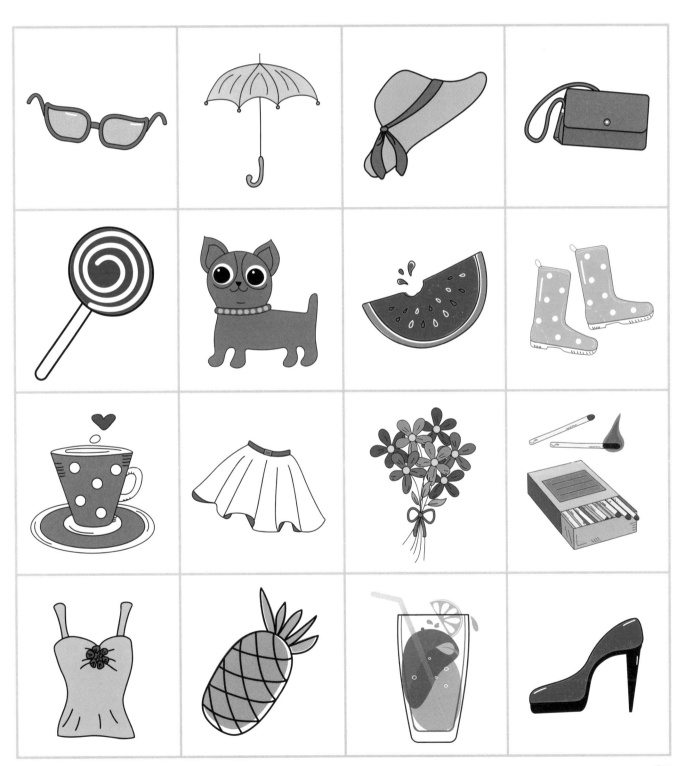

67

앞 페이지 그림과 위치 기억하기

앞 페이지에 있던 그림이 아닌 것을 찾아 표시해 주세요.

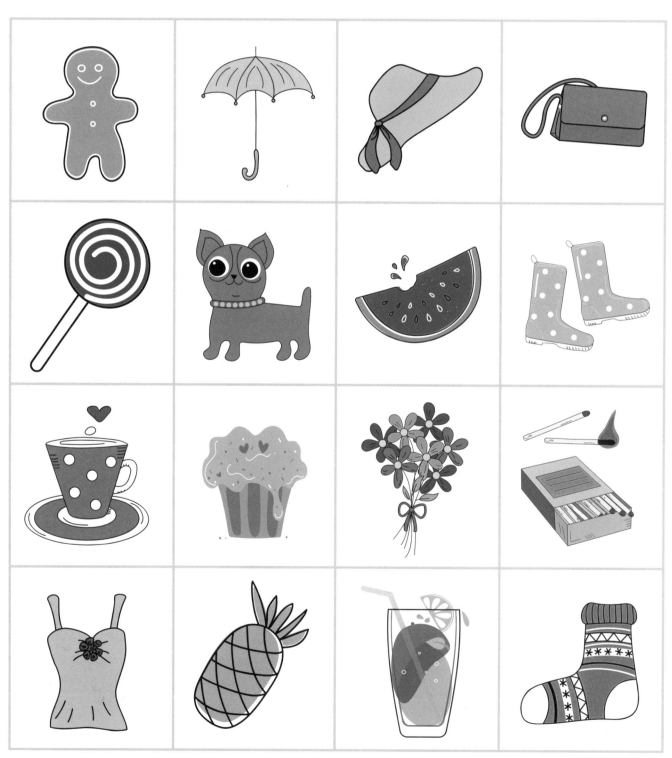

회전하는 도형 색깔 맞추기

정육각형의 도형이 각각 한 번, 두 번, 세 번 회전하면
어떻게 될지 맞는 번호를 써주세요.

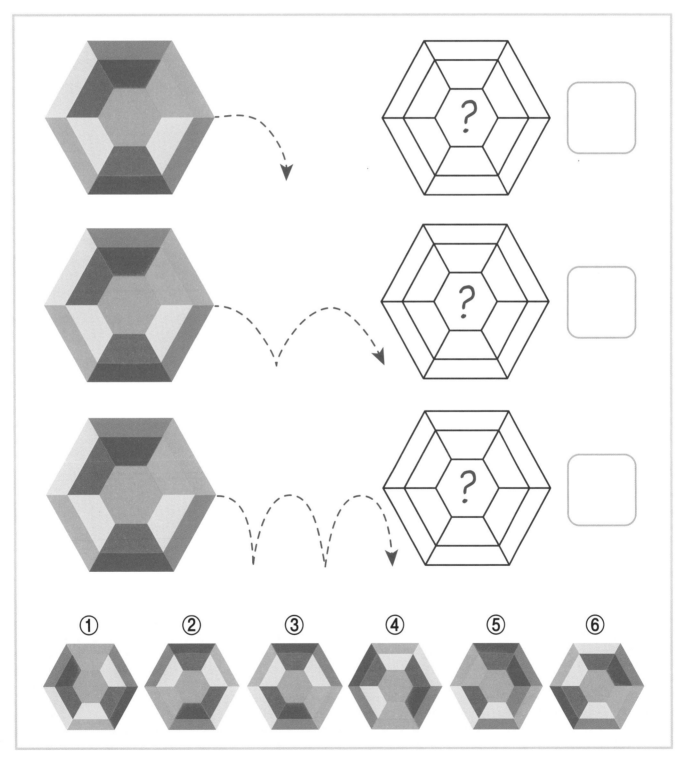

조건을 만족하는 숫자

두 가지 조건을 모두 만족하는 숫자를 써주세요.

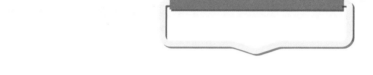

① 3 < □ < 8   (□ = 4, 5, 6, 7)
② 6 < □   □ = 7

① 12 < □ < 17   □ =
② 15 < □   □ =

① 26 < □ < 35   □ =
② 33 < □   □ =

① 38 < □ < 46   □ =
② □ < 40   □ =

① 51 < □ < 59   □ =
② □ < 53   □ =

단어와 위치 기억하기

채소 이름 6개를 찾아 표시하고, 이름과 위치를 기억하세요.
왼쪽 표를 가리고, 기억한 것을 오른쪽 표에 써주세요.

감	대	파
자	고	미
애	구	나
호	마	리
박	가	지

감		
	고	미
	가	

위의 두 표를 가리고 기억한 채소 이름을 찾아 표시해보세요.

가지 배추 애호박

고추 고구마 감자

미나리 대파

상추 부추

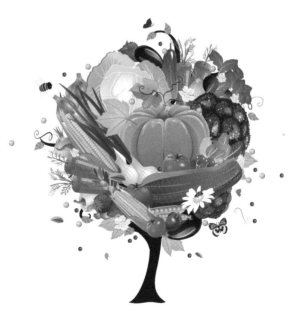

물건 구입하기

질문에 맞게 계산해 보세요.

1. 5천원으로 호박과 당근을 몇 개 살 수 있을까요? ⬭ 개
2. 김밥 1줄과 붕어빵 2개를 사려면 얼마를 내면 될까요? ⬭ 원
3. 만원으로 바나나 1송이와 고등어 1손을 사면 잔돈은 얼마일까요? ⬭ 원

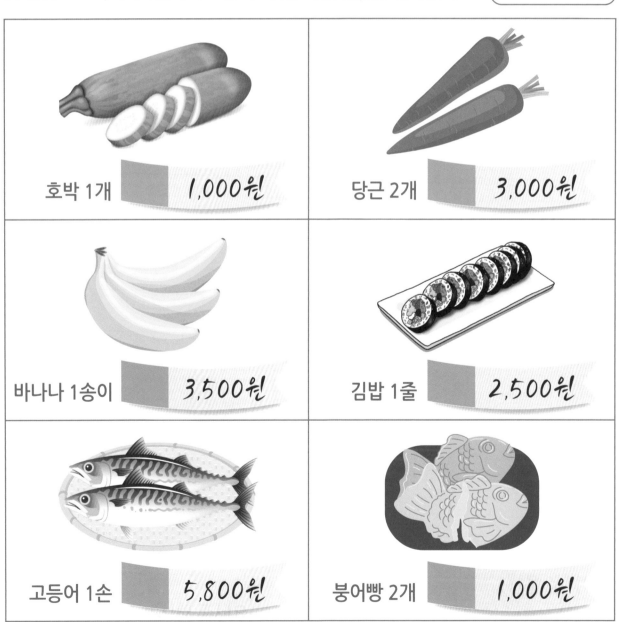

호박 1개 — 1,000원	당근 2개 — 3,000원
바나나 1송이 — 3,500원	김밥 1줄 — 2,500원
고등어 1손 — 5,800원	붕어빵 2개 — 1,000원

일의 순서 정하기

빨래를 하려고 합니다. 순서에 맞게 번호를 써주세요.

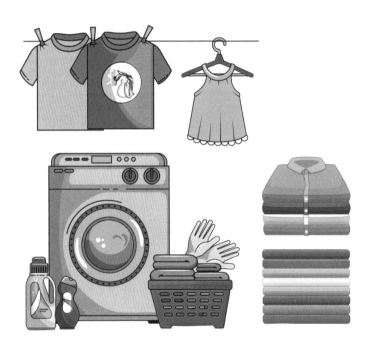

◆ 빨래하기 ◆

① 빨래통에서 흰색 옷과 색깔 옷을 분리한다.
② 세탁기에서 세탁된 옷을 꺼내어 건조대에 넣어준다.
③ 세탁할 옷을 세탁기에 넣고 세제를 넣는다.
④ 마른 옷을 잘 개어 서랍에 넣어준다.
⑤ 세탁기의 코스를 선택한 후 작동을 누른다.

순서 ☐ ⇨ ☐ ⇨ ☐ ⇨ ☐ ⇨ ☐

추론 계산하기

각 기호에 해당하는 숫자를 알아낸 후 계산을 해보세요.

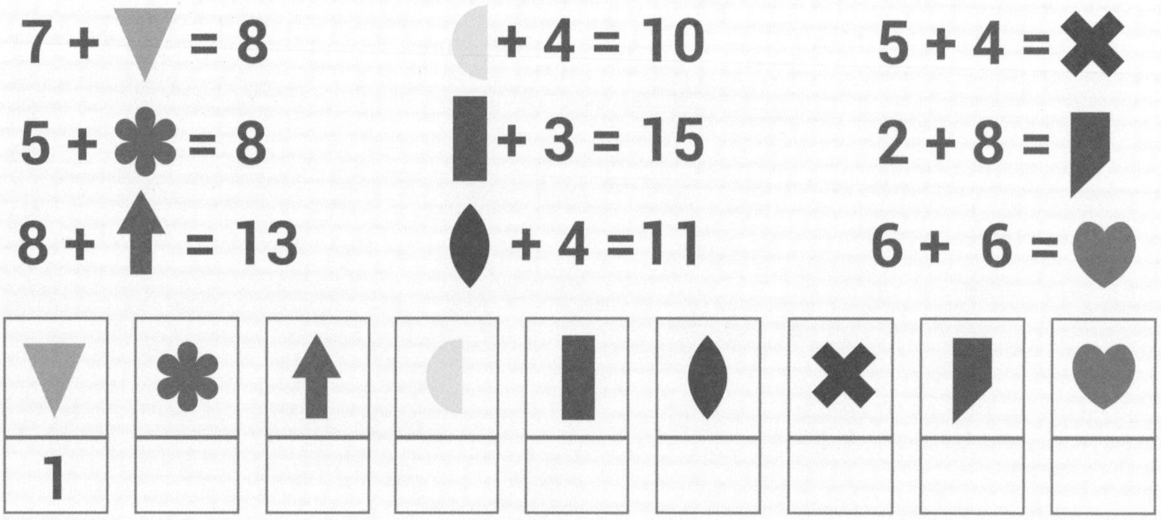

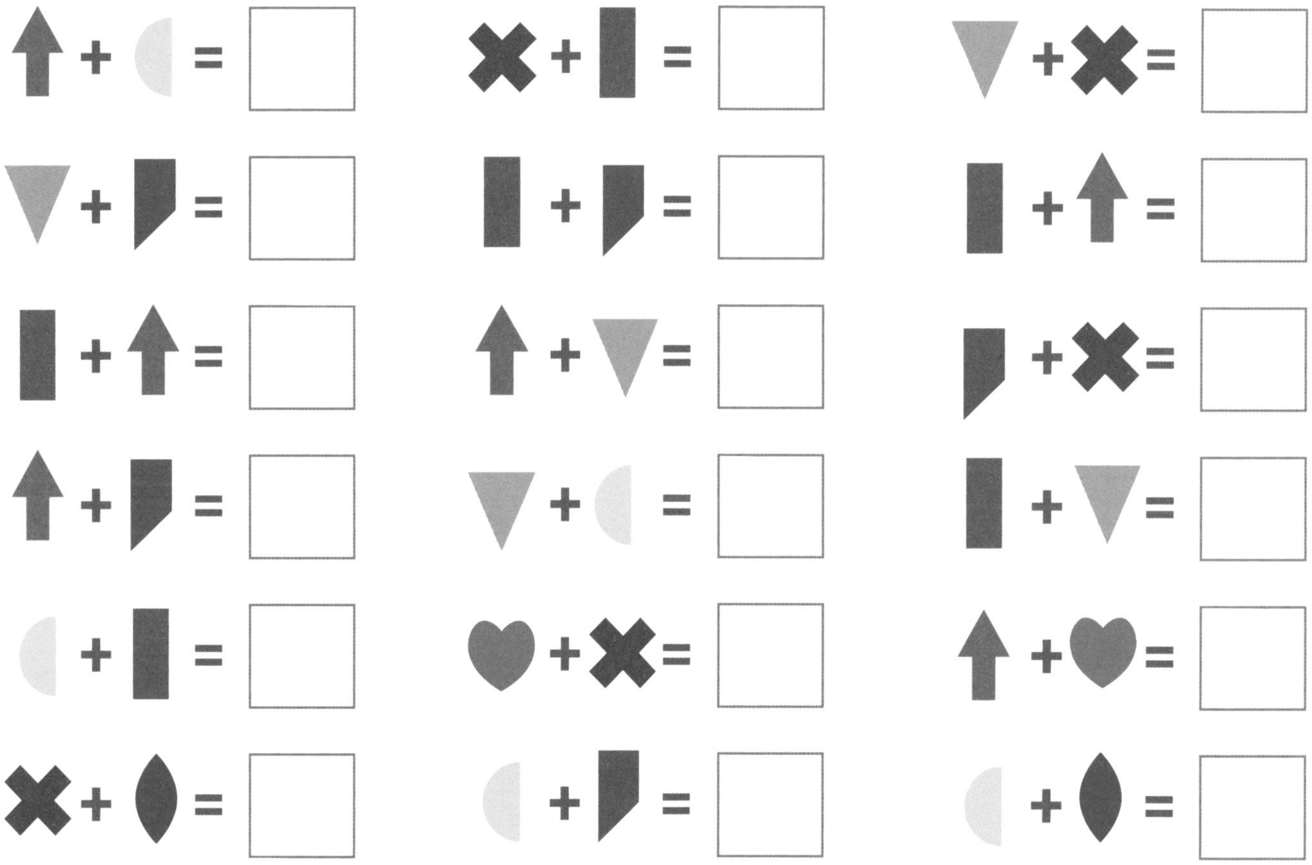

7 + ▼ = 8   ◖ + 4 = 10   5 + 4 = ✖

5 + ✿ = 8   ▮ + 3 = 15   2 + 8 = �војник

8 + ⬆ = 13   ◗ + 4 = 11   6 + 6 = ♥

▼	✿	⬆	◖	▮	◗	✖	▸	♥
1								

⬆ + ◖ = ☐   ✖ + ▮ = ☐   ▼ + ✖ = ☐

▼ + ▸ = ☐   ▮ + ▸ = ☐   ▮ + ⬆ = ☐

▮ + ⬆ = ☐   ⬆ + ▼ = ☐   ▸ + ✖ = ☐

⬆ + ▸ = ☐   ▼ + ◖ = ☐   ▮ + ▼ = ☐

◖ + ▮ = ☐   ♥ + ✖ = ☐   ⬆ + ♥ = ☐

✖ + ◗ = ☐   ◖ + ▸ = ☐   ◖ + ◗ = ☐

어느 가게가 더 쌀까

두 가게의 물건값을 비교하며 질문에 답하세요.

1. 어느 가게에서 물건을 사는 게 더 쌀까요?
2. 순이네 가게에서는 3천원 할인을 받을 수 있다면 어느 가게에서 사는 것이 좋을까요?

		순이네 가게	철수네 가게
	콩나물	1,500원	1,400원
	고등어	8,000원	7,800원
	두부	2,000원	1,800원
	오이	5,000원	4,800원
	소고기	25,000원	25,000원
	가지	4,000원	3,500원
	쌀	50,000원	49,500원

가로세로 낱말 맞추기

가로세로 낱말 맞추기예요.
제시된 낱말의 뜻을 이해하고 빈칸에 낱말을 써주세요.

가로 힌트

1. 음력 정월 초하룻날 한해의 복을 기원하며 걸어놓는 조리.
2. 마음속에 품고 있는 생각이나 감정.
3. 종이로 만든 일회용 컵.
4. 태어난 해와 달과 날.
5. 물이 닿으면 거품이 나며, 때를 씻어 낼 때 쓰는 물건.
6. 세상에 나와서 살아온 햇수.

세로 힌트

1. 마음과 마음으로 서로 뜻이 통함.
2. 짠맛이 나는 백색의 결정체로 요리를 할 때 사용함.
3. 종이를 접어서 학, 배, 비행기 따위의 모양을 만드는 일.
4. 경제 생활하는 데 드는 비용.
5. 월요일을 기준으로 한 주의 마지막 날.
6. 주로 한복을 입을 때 신으며 고무로 만든 신발.

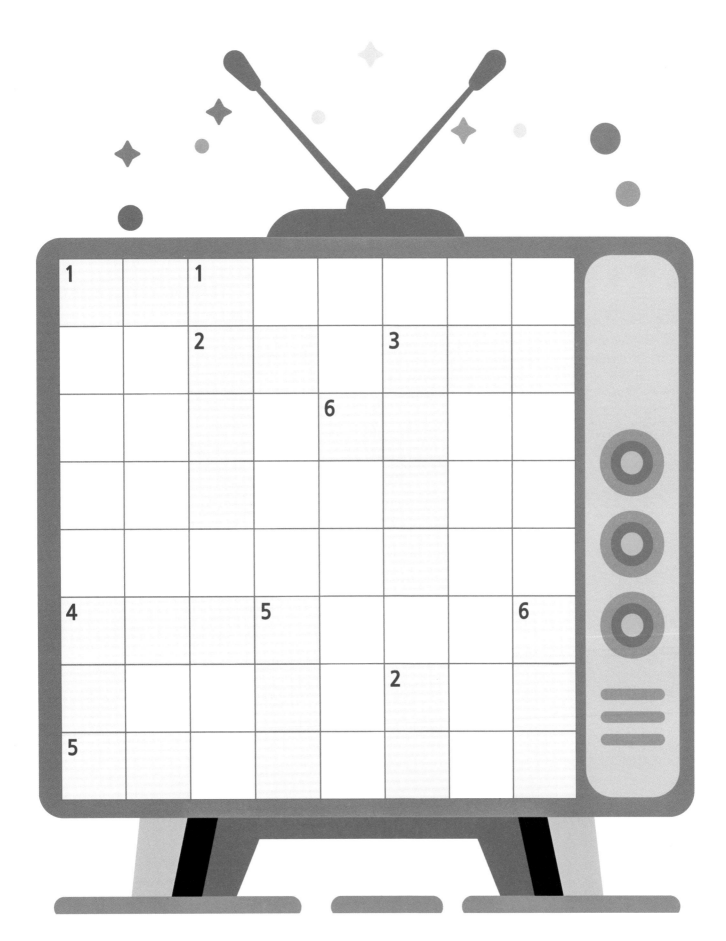

* 정답은 여기에 (정답이 필요한 페이지만 실었습니다)

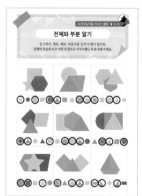
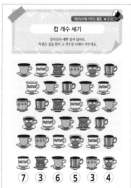
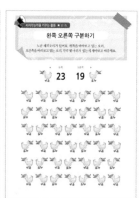
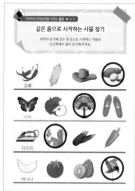
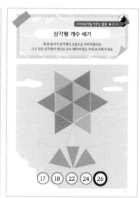
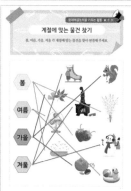
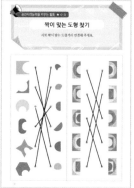
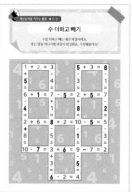
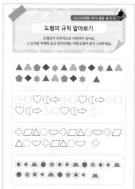
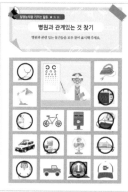
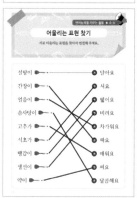
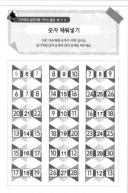
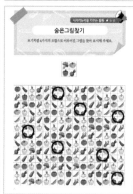
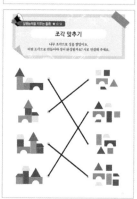
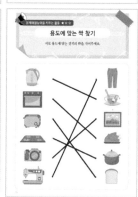
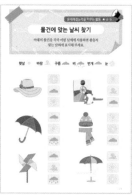
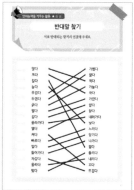
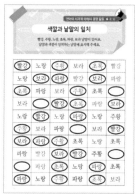
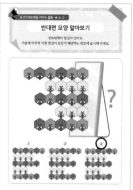
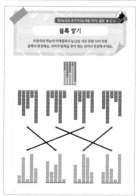
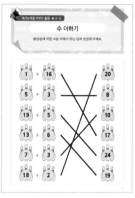
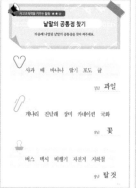
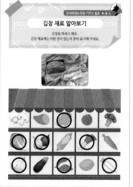
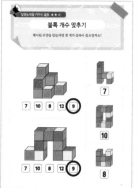
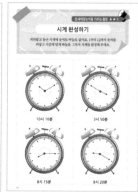

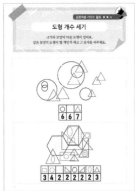

도형 개수 세기

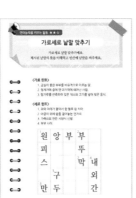

가로세로 낱말 맞추기

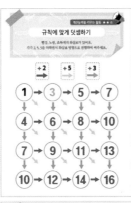

규칙에 맞게 덧셈하기

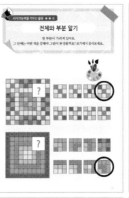

전체와 부분 알기

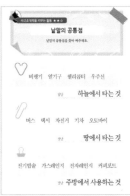

낱말의 공통점

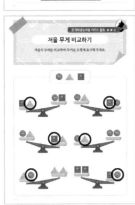

저울 무게 비교하기

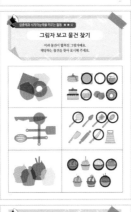

그림자 보고 물건 찾기

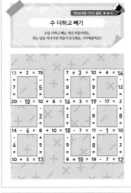

수 더하고 빼기

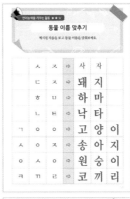

동물 이름 맞추기

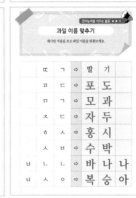

과일 이름 맞추기

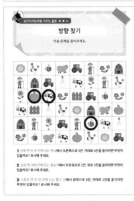

방향 찾기

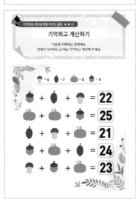

기억하고 계산하기

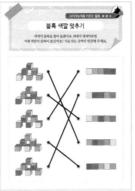

블록 색깔 맞추기

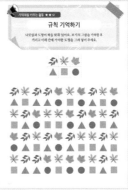

규칙 기억하기

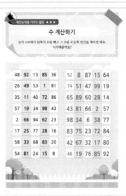

수 계산하기

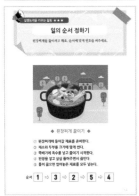

일의 순서 정하기

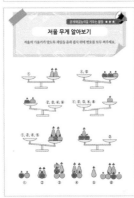

저울 무게 알아보기

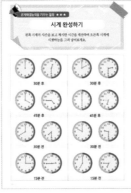

시계 완성하기

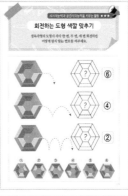

회전하는 도형 색깔 맞추기

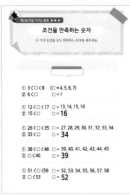

조건을 만족하는 숫자

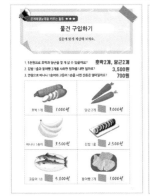

물건 구입하기

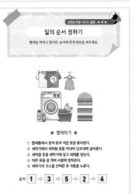

일의 순서 정하기

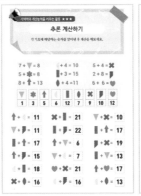

추론 계산하기

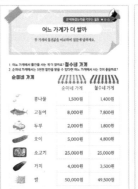

어느 가게가 더 쌀까

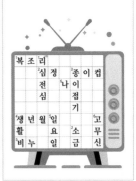

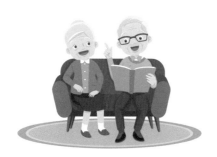

실버 치매예방을 위한

어르신 인지능력 향상의 길잡이

구성 치매예방교육회
펴낸이 최병섭　**펴낸곳** 이가출판사
초판 5쇄 발행 2024년 11월 11일
출판등록 1987년 11월 23일
주소 서울시 영등포구 도신로 51길 4
대표전화 02)716-3767　**팩시밀리** 02)716-3768
E-mail ega11@hanmail.net
ISBN 978-89-7547-130-8 (13510)